Dr.EZAWAの
ルートプレーニングの エキスパートになろう！

江澤庸博 著

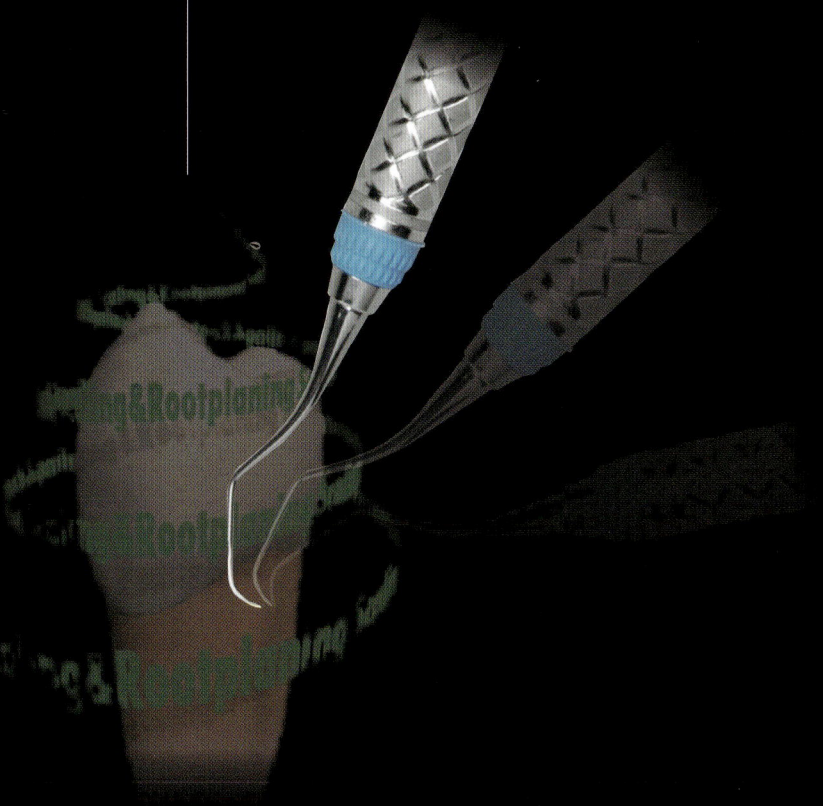

医歯薬出版株式会社

This book was originally published in Japanese
under the title of :

**Dokutā Ezawa no
Rūtopurēningu no Ekisupāto-ni-Narou!**
(Dr. EZAWA presents : How to master rootplaning skills)

Ezawa, Tsunehiro
　Aramaki Oikawa Dental office

© 2011 1st ed.

ISHIYAKU PUBLISHERS, INC.
　7-10, Honkomagome 1 chome, Bunkyo-ku,
　Tokyo 113-8612, Japan

はじめに

この本は，平成21（2009）年1月から月刊『デンタルハイジーン』に10回にわたり連載された内容（「Dr. EZAWAのルートプレーニングのエキスパートになろう！」）を加筆し，まとめたものです．連載のきっかけとなったのは，その1年前，千葉県市川市で開催された第26回 日本臨床歯周病学会年次大会・歯科衛生士セッションで，筆者が「ルートプレーニングのための歯根形態の知識」について講演したことでした．そして，編集部から「たいへん興味深い内容なので，数回の記事にまとめてほしい」という依頼があり，連載が始まりました．その後，読者の反響も大きいとのことで，10回にわたる長期連載となりました．

この連載中，読者の方々からはさまざまな質問や感想をいただきました．連載終了直後に，これらの質問や感想に答えるべく，一冊の本としてまとめようということになったのです．

今年（2011年）7月には，日本臨床歯周病学会第29回年次大会が仙台で開催される予定だったため，これに合わせて出版すべく準備をしていました．ところが，3月11日に発生した東日本大震災のため，仙台での年次大会は中止となり，校正作業が大幅に遅れたために本日の発刊となりました．震災発生後からの5カ月間は，筆者が宮城県歯科医師会大規模災害対策本部身元確認班の責任者をしていたため，身元確認活動を自分の最優先事項としてきたからです．

本書は，新人からベテランまでの多くの現場で働く歯科衛生士の方々と，歯科衛生士教育にかかわる歯科医師・関係者をおもな読者対象としています．「ルートプレーニングをいかに効率よく実践するか」，そして「教育するためにはどうしたらよいか？」に答えるヒントをまとめましたので，皆様の臨床のさまざまな場面でお役に立てると思います．本書によって，歯科衛生士や歯科医師のルートプレーニング技術が向上し，すこしでもわが国における歯周治療のレベルアップにつながれば幸いです．

最後に，本書を完成できたのは，関係者の皆様をはじめ，震災直後から私を励まし続けてくれた医歯薬出版松崎祥子さんの存在があったからこそです．ここにあらためて感謝いたします．

平成23年9月　医歯薬出版 第一会議室にて

江澤 庸博

CONTENTS

Dr.EZAWAの ルートプレーニングのエキスパートになろう！

はじめに ··· iii

1 ルートプレーニングに必要な歯根形態の知識 ―その知られざる世界 ·· 2

上顎編 ··· 2
1. 歯根にへこみ（陥凹）や溝があると歯周炎は悪化する!! ··············· 2
2. "斜切痕"と"口蓋溝"って何？ ··· 3
3. 上顎第一小臼歯（4）近心面には必ず陥凹（へこみ）がある！ ·········· 5
4. 大臼歯は後方にいくほど小さくなる？ ··· 6
5. 上顎第一大臼歯（6）の歯根形態 ··· 7
6. 上顎第二大臼歯（7）の歯根形態 ··· 7
7. ルートプレーニングでは6，7に要注意！ ······································ 8
8. エナメルパールとは ·· 9

下顎編 ··· 10
1. 下顎の歯根形態 ·· 10
2. 下顎第一小臼歯（4）には意外に深い根面溝がある！ ······················ 10
3. 歯根のでき方 ·· 11
4. 根分岐部のなぞ（根間稜） ·· 12
5. 下顎大臼歯の歯根内面には100％近い陥凹がある！ ························ 13
6. 下顎第一大臼歯（6）の歯根形態 ·· 14
7. 下顎第二大臼歯（7）の歯根形態 ·· 14
8. 樋状根って何？ ··· 15
9. エナメルプロジェクション ·· 16

2 健康な歯周組織って何？ ··· 18

歯肉と歯槽骨の形態 ··· 18
1. 健康な歯肉とは？ ·· 18
2. 歯肉の厚さはどのくらいあるの？ ··· 19
3. 付着歯肉とその幅は？ ·· 21
4. 歯根膜の厚さはどのくらいあるの？ ·· 24
5. 歯槽骨の厚さはどのくらいあるの？ ·· 25
6. 歯槽骨の形態は歯肉の形態と一致しない！ ··································· 26
7. セメント質の厚さはどのくらいあるの？ ······································ 26
8. CEJの走行はどうなっているのだろう？ ······································ 27

3 超音波スケーラーとエアスケーラー ·································· 28

もっと理解し，有効に活用しよう！ ··· 29
1. 超音波スケーラーとエアスケーラーの構造はどう違う？ ·················· 29

	2	超音波スケーラーとエアスケーラーの機能面の違い	32
	3	超音波スケーラーとエアスケーラーの総合比較	33
	4	超音波スケーラーとエアスケーラーの特徴	34
	5	超音波スケーラーとエアスケーラーのチップの違い	34
	6	チップの当て方	35
	7	チップのシャープニング	35
	8	エアスケーラーや超音波スケーラーのチップの交換時期の目安	36
	9	手用スケーラーと超音波スケーラー,エアスケーラーの歯石除去効果の比較	37

4 手用スケーラーの選択とシャープニング … 38

効果的なルートプレーニングに必要な手用器具とは? … 38
1. 手用スケーラーの選択 … 38
2. スケーラーのお勧めチョイス … 40
3. グレーシーキュレットの特徴 … 41
4. 鎌型スケーラー(シックルタイプ)の選択 … 42

スケーラーのシャープニング … 43
1. 砥石の選択 … 43
2. 砥石はシャープニングの前に必ず滅菌しておく!! … 44
3. シャープニング時 砥石には「オイル」を使ったほうがよい? … 44
4. シャープニングの原則 … 45

効果的なシャープニング方法とその時期 … 47
1. スケーラーの上面と側面ではどちらが効果的にシャープニングできるのか? … 47
2. 鋭匙型スケーラー(グレーシーキュレット)のシャープニング … 48
3. 鎌型スケーラー(シックルタイプ)のシャープニング … 51
4. シャープニングの必要時期はどう判断するの? … 52

5 スケーリング,ルートプレーニング … 54

手用スケーラーの基本動作 … 54
1. スケーリングとルートプレーニングはどこが違う? … 54
2. 鋭匙型スケーラー(グレーシータイプ)によるスケーリングとルートプレーニングの原則 … 55
3. 鎌型スケーラー(シックルタイプ)によるスケーリングとルートプレーニングの注意点 … 59
4. スケーラー使用時の注意点 … 59

スケーラーの使用部位とポジショニング … 60
1. 術者のポジショニング(位置決め)は何を目標に行うのか? … 60
2. スケーラーの使用部位と考え方 … 62
3. スケーリング,ルートプレーニングの原則は"直視直達"! … 64
4. ヘッドレスト(安頭台)の位置と患者さんの頭部の位置 … 65

6 プロービングを再考する! … 66

的確なプロービングを行うために … 66
1. プローブを使ってできることとは? … 66

CONTENTS

- 2 | プローブの選択 …………………………………… 68
- 3 | ファーケーションプローブの使用法 ………………… 68
- 4 | 測定部位は何点法がよいの？ ……………………… 70

臨床におけるプロービングの具体的な方法 …………………… 71
- 1 | 測定方法と記録方法 ………………………………… 71
- 2 | プローブの太さと測定力 ……………………………… 72
- 3 | 実際のプロービング圧はどのくらい？ ………………… 73
- 4 | アタッチメントロスとは ……………………………… 73

7 ペリオドンタルチャートを読む …………………………… 74

チャートの基本 …………………………………………… 74
- 1 | 健康な歯周組織を表すチャートとは？ ……………… 74
- 2 | チャートに記載すべき項目 …………………………… 74

チャートからみえてくるもの ……………………………… 75
- 1 | 歯周ポケットが浅ければ歯周炎ではない？ ………… 75
- 2 | チャートから患者さんの利き手がわかる！ …………… 76
- 3 | 深い歯周ポケットがあるのに出血しないのはなぜ？ … 77
- 4 | メインテナンスに移行する基準は？ ………………… 79

8 教育システムとしてのスケーリング，ルートプレーニング …… 80

「教える側」「教えられる側」の基本 ………………………… 80
- 1 | 新人教育の基本はよい見本を見ること見せること …… 80
- 2 | 実際には歯科衛生士がどう勉強し，技術を上達してゆけるのか … 80
- 3 | 教えた結果はすぐには表れない ……………………… 81
- 4 | 「教えられる側」の基本 ……………………………… 82
- 5 | 「教える側」の基本 …………………………………… 85
- 6 | 完成された歯科衛生士像とは？ ……………………… 86
- 7 | 歯科医院内におけるインストラクターとはどのような人のこと？ …… 87

Columns
- 1 上顎大臼歯の根分岐部の形態 ………… 12
- 2 歯肉 - 歯槽粘膜境（MGJ）とは？ …… 23
- 3 咬合性外傷と歯根膜腔 ………………… 24
- 4 振動子も消耗品!! 振動数のチェック器材を活用しよう …… 31
- 5 振動の"ふし"と"はら" ……………… 34
- 6 鎌型スケーラーの形態別使い分け …… 42
- 7 正しいシャープニングとは ……………… 45
- 8 解剖学的にみた腕の運動とは？ ……… 58
- 9 グレーシーキュレットの形態とナンバー … 62
- 10 ルートプレーニング完了の目安は？ …… 63
- 11 臨床的診断名と分類そして使用用語 …… 78
- 12 "ボディーランゲージ"とは？ ………… 83
- 13 スケーリング，ルートプレーニングの6ステップ …… 87

索 引 ……………………………………………………… 88

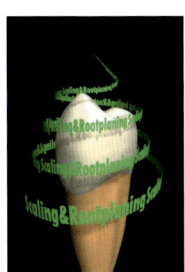

Expert in
Rootplaning

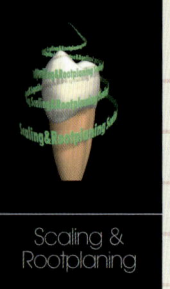

1 ルートプレーニングに必要な歯根形態の知識──その知られざる世界

INTRODUCTION 歯科衛生士の技術と経験が問われるルートプレーニングは，歯周治療における基本であり，治療の根幹を担う重要な手技です．しかし，その結果を左右する歯根の形態などに関する情報は十分に認知されていないのが現実です．そこでここでは，各歯の歯根形態の特徴とインスツルメンテーション時の注意点について説明します．

上顎編

1 歯根にへこみ（陥凹（かんおう））や溝があると歯周炎は悪化する!!

上下103本の前歯と小臼歯において，歯根隣接面に溝（根面溝）のある歯（浅い陥凹状のものを含む）とない歯で付着の喪失を比較した調査[1]によると，溝のある歯のほうが溝のない歯と比べて付着の喪失が大きくなっていることがわかっています（**図1，2**）．これは，歯根面がへこんでいるか溝状になっていれば，歯面のプラークコントロールは歯間ブラシを使っても難しく，プラークが残存しやすいためと考えられます．

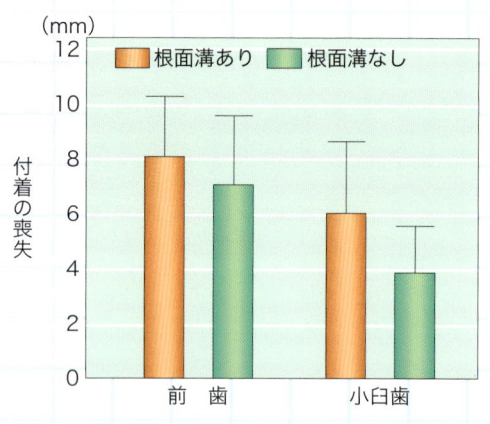

図1 付着の喪失と根面溝 (Leknes KN ほか，1994[1])

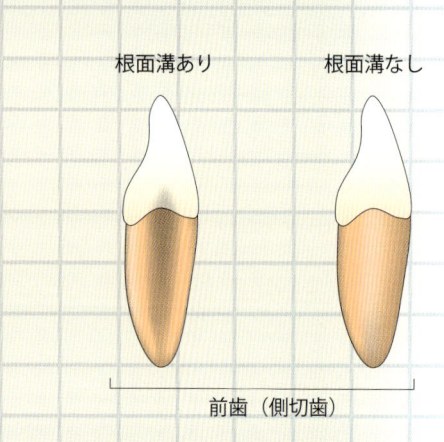

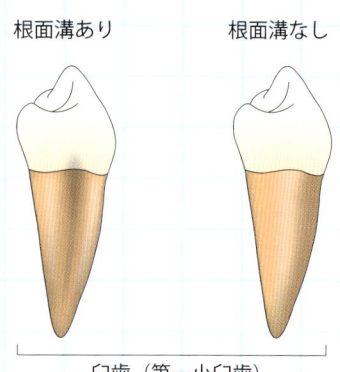

図2 前歯と小臼歯の根面溝

2 "斜切痕"と"口蓋溝"って何？

上顎中切歯（1）や側切歯（2）の辺縁隆線と基底結節の境目に，辺縁隆線に対して斜めに走る切れ目（切痕）が存在することがあります（**図3**，**図4**-a）．これは，解剖学的には"斜切痕"とよばれています．この斜切痕は，まれに辺縁隆線を越えて歯根面にまで溝が入っていることがあり，多くの研究者がこの溝を"口蓋溝"といっています．

英語では用語の使用法にかなりの混乱があるので，誤解を避けるために，日本語ではこの溝が歯冠部のみにあるものを"斜切痕"，歯根面上まで至っているものを"口蓋溝"とするのが適切な使い方だと思います（**図3**）．なぜなら，この溝は上顎中切歯，側切歯の口蓋側にみられることが多いからです．

口蓋溝の出現頻度は諸外国では上顎前歯で0.79〜4.6％程度ですが，日本人のデータでは上顎中切歯（1）1.7〜2.0％，上顎側切歯（2）3.0〜3.1％となっています（**表1**）．国外のデータを含めても，中切歯より側切歯のほうが口蓋溝の出現頻度が高いことがわかります．よりよいルートプレーニングをするために，私たちは上顎前歯の100歯中2〜3本にこのような口蓋溝が存在することを十分認識し，治療にあたる必要があります．

表1　日本人において上顎切歯（1，2）に口蓋溝を有する頻度

	中切歯（1）	側切歯（2）
白数ら（1978）	2.0%（2/100）	3.0%（3/100）
岡本ら（1983）	1.7%（27/1,600）	3.1%（49/1,600）
このうち，歯根全体に認められるもの	0.4%	0.8%

口蓋溝の好発部位と出現頻度
・1は約2％（約100本に2本）
・2は約3％（約100本に3本）

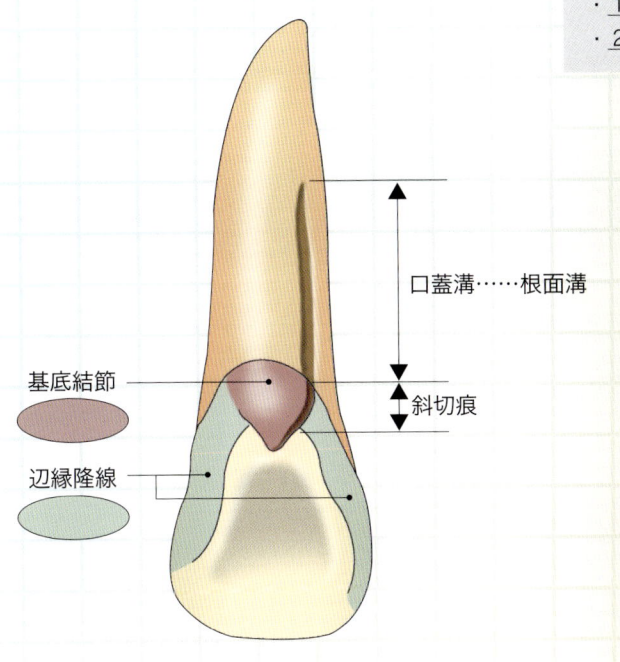

図3　斜切痕と口蓋溝

口蓋溝は解剖学的には古くから知られていましたが，歯周病学的な局所的病因因子になることをはじめて指摘したのはプリチャードです．口蓋溝が存在すれば必ず歯周ポケットができるわけではありませんが，溝の中のプラークコントロールは難しいため，局所的に歯周ポケットが深くなる原因になります．対処法としては，フラップを開け，溝がなくなるようにできるかぎり歯根面の平坦化を行います（**図4**）．骨の欠損状態によっては，組織再生誘導法（GTR）なども対処法の1つとして考えられます．

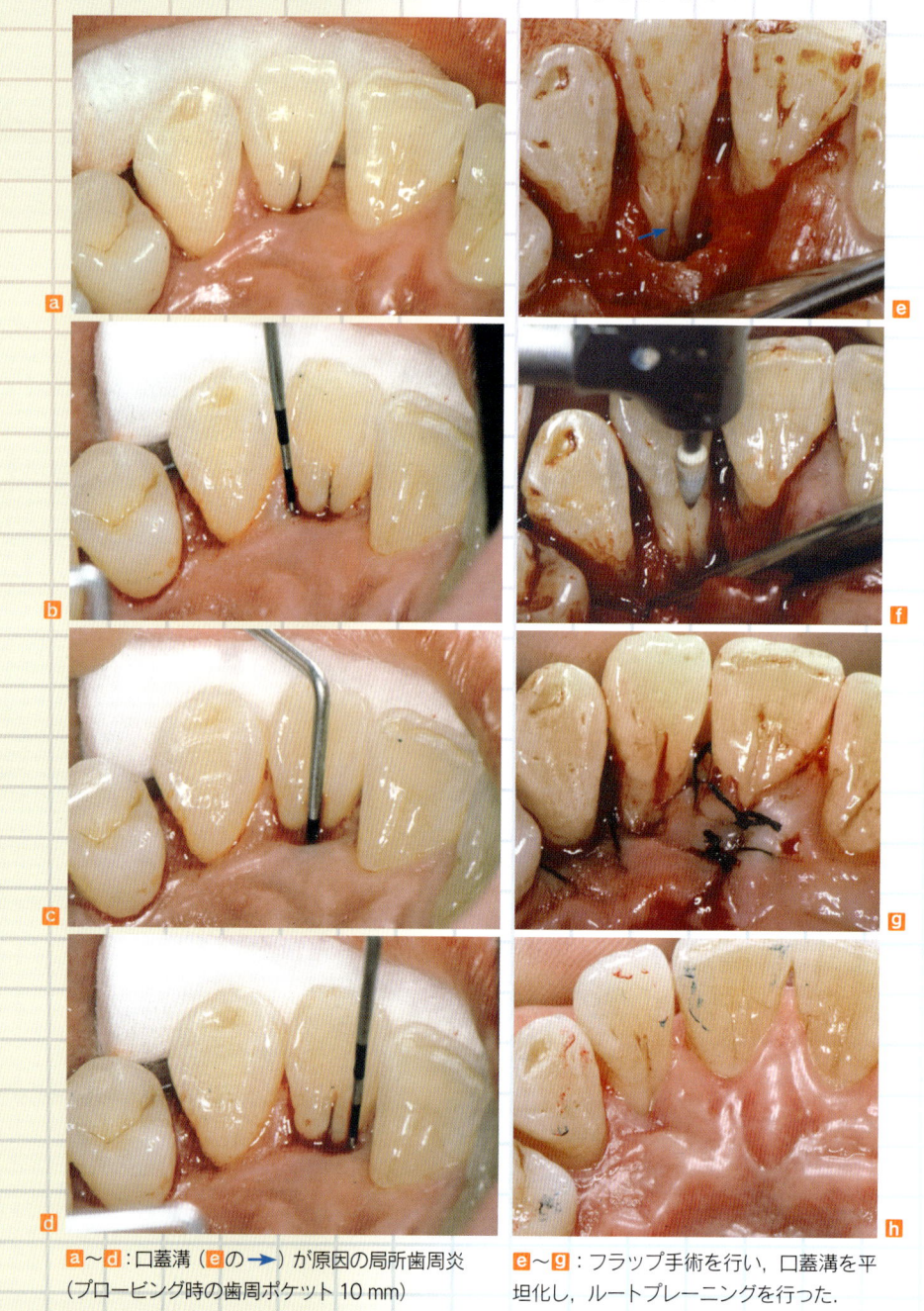

a～d：口蓋溝（eの→）が原因の局所歯周炎（プロービング時の歯周ポケット10 mm）
e～g：フラップ手術を行い，口蓋溝を平坦化し，ルートプレーニングを行った．
h：術後3カ月

図4 口蓋溝が原因となる局所歯周炎のフラップ手術
（写真は成田市開業・藤崎芳明先生のご厚意による）

3　上顎第一小臼歯（4）近心面には必ず陥凹（へこみ）がある！

　米国での上顎第一小臼歯400本（年齢，性別，人種不明）の調査では，歯根が分岐する歯が60.5%と半数以上を占めています．日本人における上顎第一小臼歯の根分岐の割合は，16.3～42%と外国のデータより少なめです．また，その頻度は男性のほうが女性よりも多いことがわかっています（**表2**）．

　根分岐の有無にかかわらず，上顎第一小臼歯（4）の近心部のへこみ（陥凹）は，近心面のセメント-エナメル境（CEJ）付近から歯根面にかけて100%近くあり，歯種の鑑別にも使われています（**図5**）．この部分は，前歯との歯冠厚（歯の厚さ：頬舌径）の差が大きく（**図6**），下顎と違いブラシを当てているところを直接見ることができないため，プラークコントロールも難しく，歯周炎も悪化しやすい場所です．

　上顎第一小臼歯は，大臼歯以外で根分岐のある可能性がもっとも高い歯です．大臼歯とともに，ルートプレーニングが難しい歯であることを再認識する必要があります．

表2　上顎第一小臼歯（4）の歯根の数（根分岐の有無）（岡本 治ほか，1983）

	単根	2根	3根	合計
男性	1,131 70.3%	459 28.5%	19 1.2%	1,609
女性	1,349 84.7%	238 14.9%	6 0.4%	1,593
合計	2,480 77.5%	697 21.8%	25 0.8%	3,202

4の根分岐の出現頻度
・単根：約70～85%
・2根：約15～29%

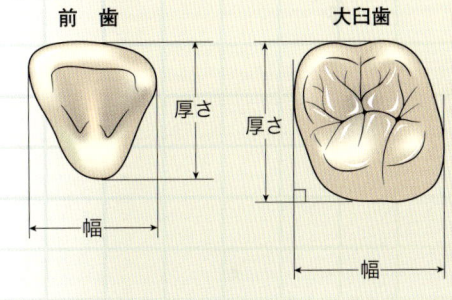

歯冠の幅（歯冠幅）：近遠心径
歯冠の厚さ（歯冠厚）：頬舌径

図6　歯冠の幅（歯冠幅）と厚さ（歯冠厚）

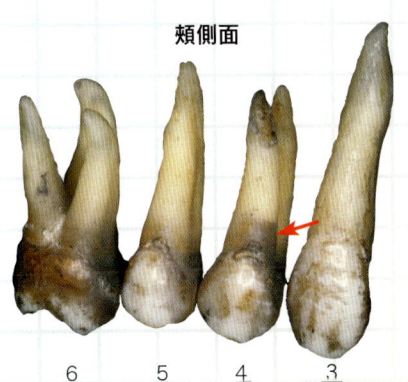
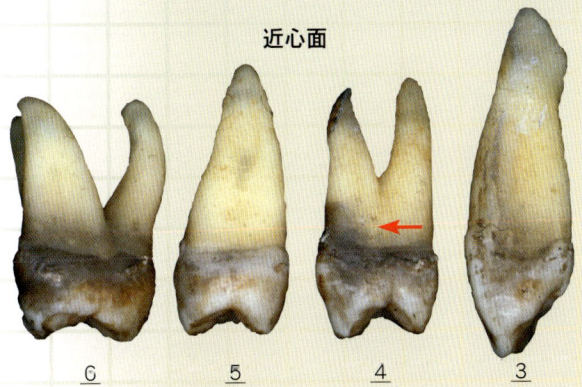

図5　6，5，4，3の歯根形態
上顎第一小臼歯（4）の近心面には，必ずへこみ（←）がみられる．

4 大臼歯は後方にいくほど小さくなる？

日本人の歯について書かれてある代表的な書籍[2]によると，一般に大臼歯は，上下顎とも第一から第三大臼歯と後方にゆくほど歯根の癒合傾向があり，全長も短くなっています．この全体的な縮小化は歯冠でも同じと思われがちですが，事実はすこし違っています．

尾崎[3]によると，特に上顎では図7に示すように，第二大臼歯（7）の歯冠厚（頬舌径）は第一大臼歯（6）よりも大きくなっています．歯冠幅（近遠心径）は第一から第三大臼歯へと非常に小さくなっていく傾向があるので，これが上顎第二大臼歯の根分岐部上1 mmの遠心面がほかの歯のどの部分よりも複雑な形態となり，遠心面のへこみの度合いがすべての歯根面中最大の深さ（1 mm以上，すなわち1.16±0.39 mm）となる理由と考えられます（図8a，図9，10）．

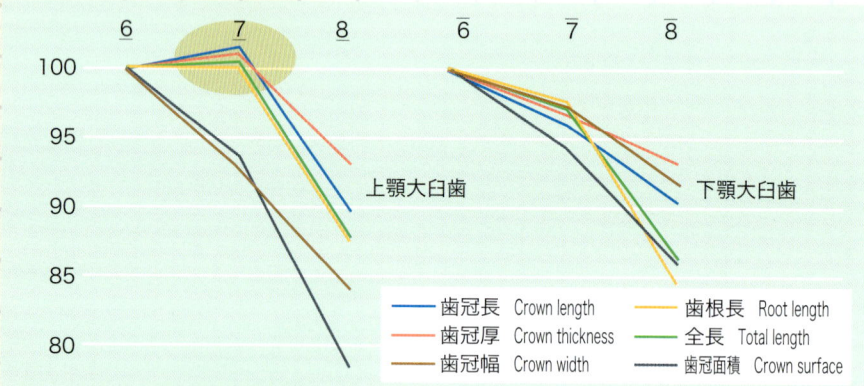

図7 大臼歯の退化指数 (尾崎 公, 1965[3])
上顎第二大臼歯（7）は，歯冠長，歯冠厚（頬舌径），歯根長，全長とも第一大臼歯（6）より大きくなっている．歯冠幅は小さくなっているのに歯冠厚が大きくなっているため，遠心面の陥凹が大きくなっていると考えられる．

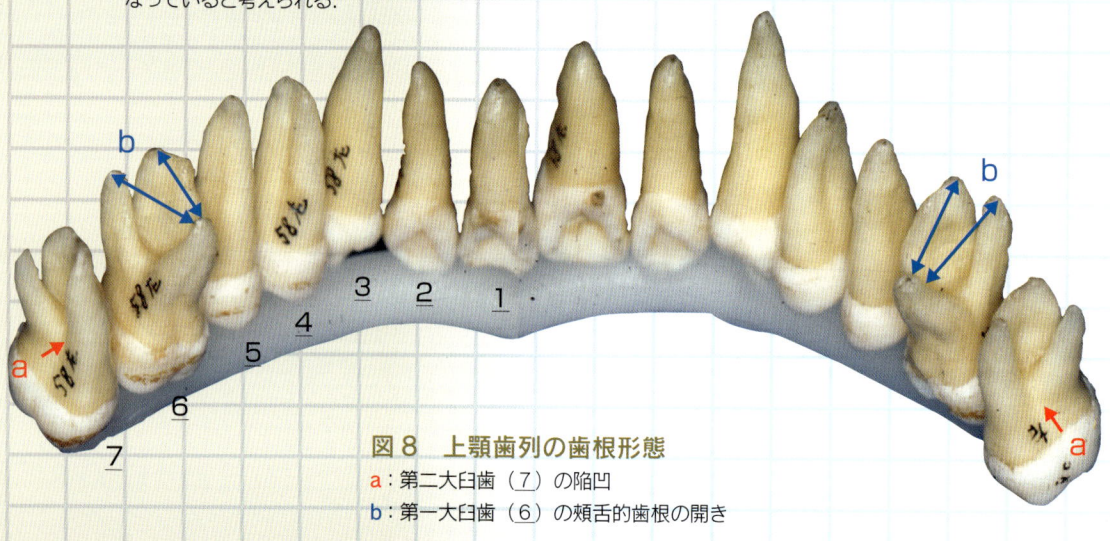

図8 上顎歯列の歯根形態
a：第二大臼歯（7）の陥凹
b：第一大臼歯（6）の頬舌的歯根の開き

5 上顎第一大臼歯（6）の歯根形態

図9の断面図は，①が分岐部から歯冠方向（歯冠側）へ1mmで，②は分岐部から根尖方向へ2mm，③は根尖方向へ4mmを表しています．

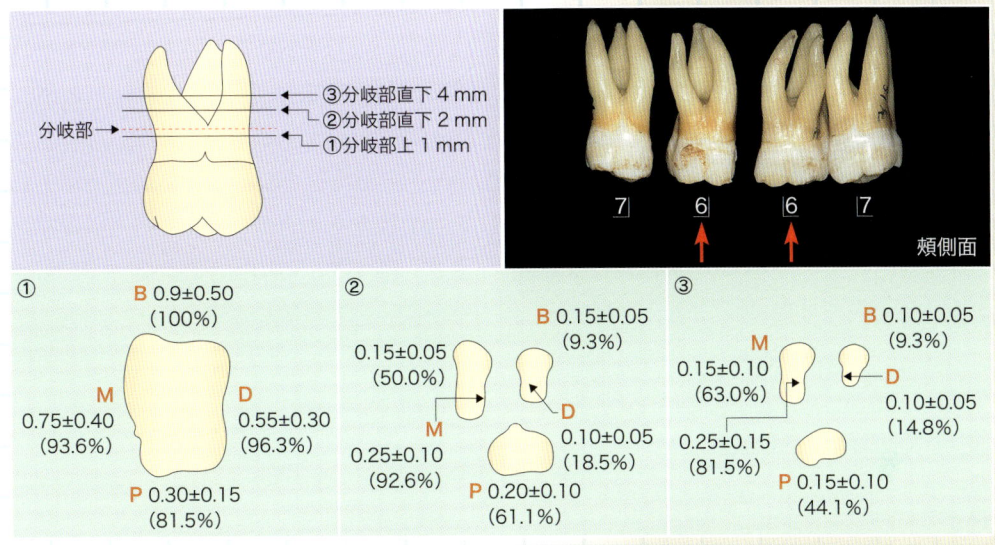

図9　上顎第一大臼歯（6）の歯根形態　（B：頬側，P：口蓋側，M：近心，D：遠心）
数値は陥凹距離（mm），（ ）内は陥凹の発生頻度を示す．

6 上顎第二大臼歯（7）の歯根形態

図10の断面図は，①が分岐部から歯冠方向（歯冠側）へ1mmで，②は分岐部から根尖方向へ2mm，③は根尖方向へ4mmを表しています．

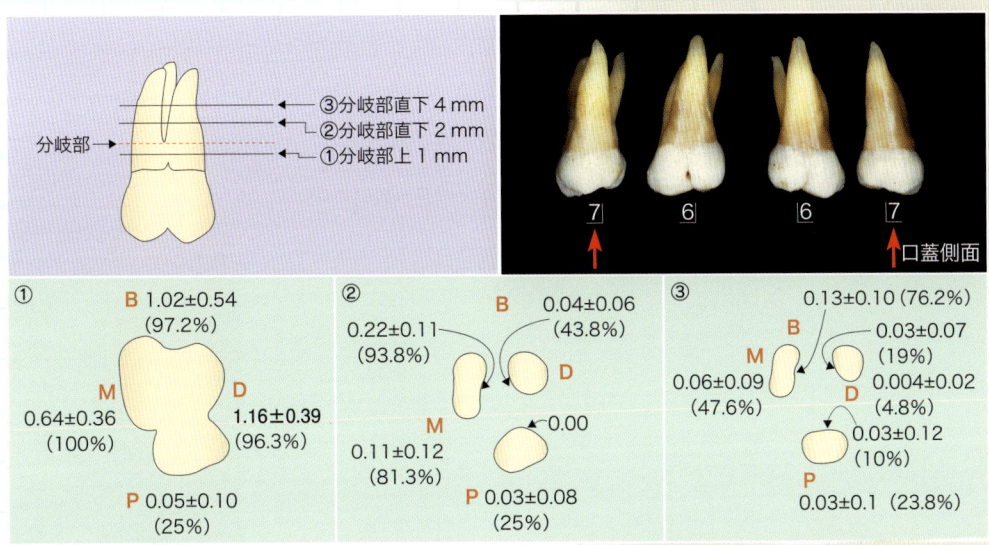

図10　上顎第二大臼歯（7）の歯根形態　（B：頬側，P：口蓋側，M：近心，D：遠心）
数値は陥凹距離（mm），（ ）内は陥凹の発生頻度を示す．
上顎第二大臼歯の遠心面は平均で約1.2 mm程度のへこみがあるので，縦方向の器具操作では歯石は取りにくいため，頬舌方向から引き回す操作が必要となる．

7 ルートプレーニングでは6，7に要注意！

●上顎第一大臼歯（6）の根分岐部診査は，
　近心は口蓋側から，遠心は頬舌両側から

　根尖方向にゆくに従って歯根が頬舌的に開いてくるのは，上下顎全歯のなかで上顎第一大臼歯（6）だけです（**図8b**, **11**）．また，頬側近心根は2根管のこともあるため，歯根が頬舌的に大きく，近心の分岐部はかなり口蓋側にあります（**図8**）．また，上顎第一大臼歯（6）遠心の分岐部と上顎第二大臼歯（7）との接触面（コンタクトポイント）は，ほぼ頬舌的に中央付近にあります．

　ですから，上顎第一大臼歯の根分岐部診査は，近心の場合は口蓋側からだけでよいのですが，遠心は頬舌両方向から探る必要があります（68, 69ページ参照）．

●上顎第二大臼歯（7）の接触面は
　頬舌的に中央付近にある

　上顎第二大臼歯（7）は近心面，遠心面とも上顎第一大臼歯（6）よりも歯根面の陥凹が深く，より複雑な形態になっています（**図10**）．特に遠心面では，平均で1.2 mm程度の深い陥凹があるため（**図10**-①），スケーラー（キュレット）の動きも頬舌的にそれぞれの方向から引き回す操作で行う必要があります（**図12**）．この操作の詳細は，5章（54ページ〜）で説明します．

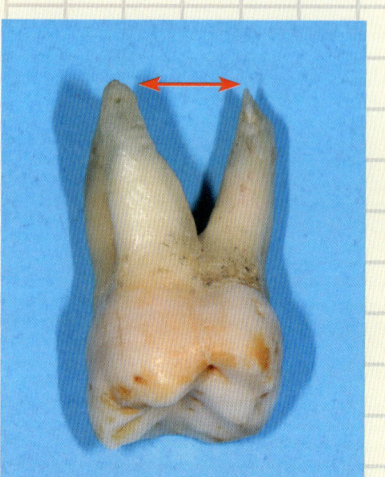

図11　上顎第一大臼歯（6）の近心面
頬舌的に開いている（←→）．

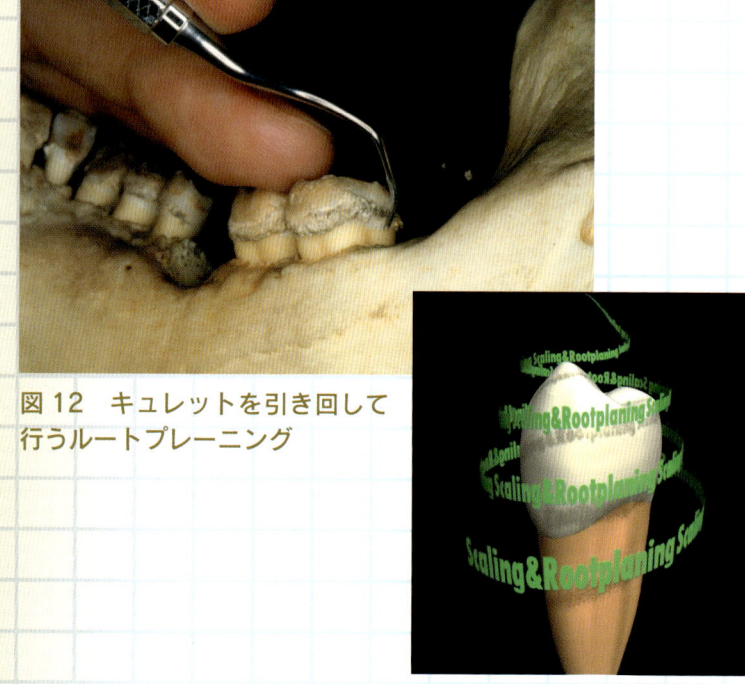

図12　キュレットを引き回して行うルートプレーニング

8 エナメルパールとは

　エナメルパール（エナメル真珠）は，肉眼で大小の区別なく球状にはっきり見える歯根面上のエナメル質（図13）で，臼歯部では1.1〜5.7％に認められ，大規模な9つの研究における発現頻度は2.69％です．エスキモーの大臼歯における頻度は9.7％であり，人種間に差が認められます．

　すべてのエナメルパールのうち75％は上顎第三大臼歯（8）に認められ，次によくみられるのは下顎第三大臼歯（8）や上顎第二大臼歯（7）です．上顎第一大臼歯（6）と下顎第二大臼歯（7）には，ほとんど認められません．

　大きさは0.3〜4.0 mm程度で，多くは0.5〜1.5 mmの範囲にあり，57％は1.0〜1.9 mmです[4]．これらの報告は日本人のものではありませんが，参考になるデータです．

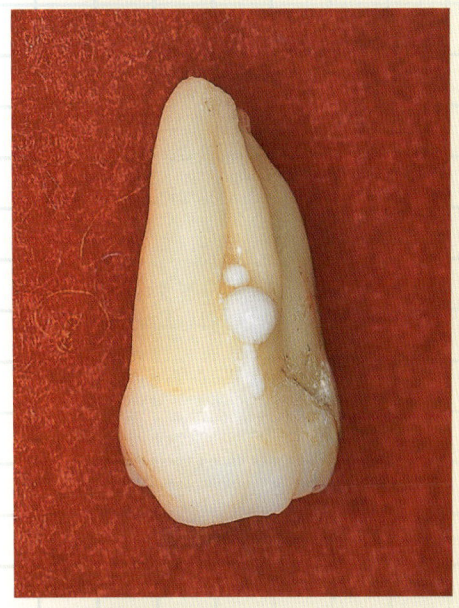

図13　エナメルパール
上顎第三大臼歯（8）における，エナメルプロジェクションに連続した典型的な大小のエナメルパール

エナメルパール発現の特徴
・好発部位：8＞8＞7
・エナメルパールの75％は8に集中
・6と7はほとんど認められない

下顎編

1 下顎の歯根形態

下顎の歯根は上顎に比べて複雑ではないのですが，第一小臼歯（4）は意外と根尖が舌側方向に向いていることが多く，根面溝もあります（図14）．大臼歯は基本的に2根分岐ですが，第二大臼歯（7）では樋状根のような特別な形態となることがあります．

2 下顎第一小臼歯（4）には意外に深い根面溝がある！

下顎第一小臼歯（4）には，根管治療時に，2根に分岐しているのではないかと思わせる根管がかなりあります（図14，15）．歯根面の形状でも深い溝や分岐があり，日本人の場合，6.1％程度の根面溝や分岐が報告されています．なかでも，"根尖で分岐をするもので，近心面に根面溝が裂溝状に著明なもの"が47.2％もあるのです（図14 赤矢印，表3）．この点については，成書でもこれまで声高には指摘されていなかったため，ルートプレーニング時には注意深く観察し，確実にインスツルメンテーションできるように心がけましょう．

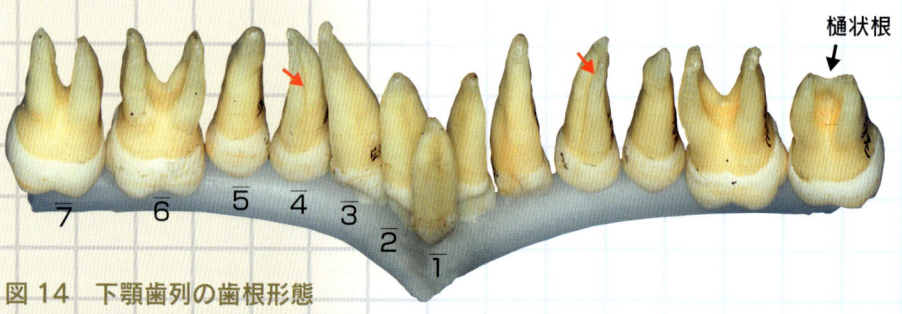

図14 下顎歯列の歯根形態
4には根面溝（←）がみられることが，7には樋状根がみられることがある．

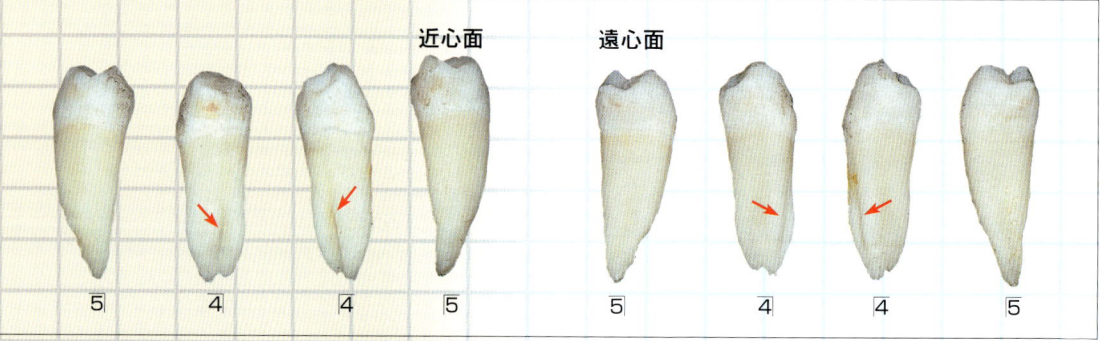

図15 下顎第一小臼歯（4）の根面溝と分岐
歯根近心面に深い根面溝が認められ，根尖部で分岐している（←）．遠心面にも同様に根面溝が認められる（←）．

表3 下顎第一小臼歯（4）の根分岐および歯根形態 （岡本 治ほか，1983）

歯根分岐　　　　　　　　　　　　性　別　n・%	男性 n	%	女性 n	%	合　計 n	%
① 根尖分岐を呈するもので，近心面の根面溝の浅いもの	9	7.9	7	10.6	16	10.0
② 根尖分岐を呈するもので，近心面の根面溝が裂溝状に著明なもの	53	46.5	32	48.5	85	**47.2**
③ ②と同様のもので，頬面に根面溝のあるもの	3	2.6	5	7.6	8	4.4
④ 歯根1/4程度の根尖分岐を呈し，裂溝が著明なもの	13	11.4	3	4.5	16	8.9
⑤ ④と同程度の根尖分岐を呈するもので，頬側根の舌側に樋状溝のあるもの	6	5.3	4	6.1	10	5.6
⑥ 頬舌的2根歯	7	6.1	4	6.1	11	6.1
⑦ 近遠心的2根歯	7	6.1	2	3.0	9	5.0
⑧ 近遠心的根尖分岐と，遠心根の根尖分岐を呈するため，3根尖を呈してみられるもの	4	3.5	2	3.0	6	3.3
⑨ 近遠心的根尖分岐	2	1.8	1	1.5	3	1.7
⑩ 3根歯	2	1.8	1	1.5	3	1.7
⑪ 付属根	1	0.9	1	1.5	2	1.1
⑫ 台状根	7	6.1	4	6.1	11	6.1
計	114	7.4	66	4.7	180	**6.1**
調査対象総数	1,548		1,398		2,946	

6.1%に根分岐や根面溝が存在し，そのうちの47.2%が近心面に根面溝が裂溝状にある点は，治療上注意が必要である．

3 歯根のでき方

歯のでき方は，**図16**にあるように上皮が肥厚して歯のもとになる歯堤が形作られ，歯胚となります．単根歯は，その後1根となるように歯根が形成されてきます（**図17**）．

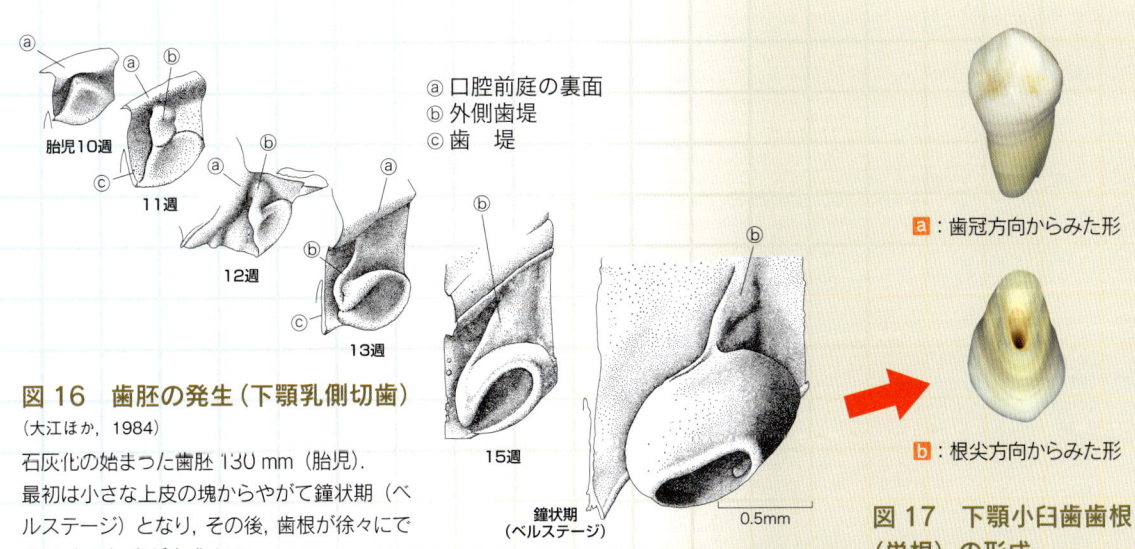

ⓐ 口腔前庭の裏面
ⓑ 外側歯堤
ⓒ 歯　堤

図16　歯胚の発生（下顎乳側切歯）
（大江ほか，1984）
石灰化の始まった歯胚130 mm（胎児）．最初は小さな上皮の塊からやがて鐘状期（ベルステージ）となり，その後，歯根が徐々にできて（→）歯が完成する．

ⓐ：歯冠方向からみた形
ⓑ：根尖方向からみた形

図17　下顎小臼歯歯根（単根）の形成

4 根分岐部のなぞ（根間稜）

大臼歯の発生は，上皮根間突起が上下顎とも歯根のほぼ中央で相対して盛り上がるように接するようになります（図18）。発生初期にはここに瘻孔（ろうこう）があるのですが，象牙質が厚くなるとともにふさがってきます。この盛り上がりは，下顎では近遠心方向に走る水かきのようになるのです（図19）。

この水かき状の小稜は，ヨルゲンセン（1950年）によって発見され，"根間稜（こんかんりょう）"と名づけられました。

形態学的にはあまり注目されていませんでしたが，エベレットら（1958年）により328歯の下顎臼歯断面の観察からこの盛り上がりが再発見され，"バイファーケーショナルリッジ（bifurcational ridge）"と名づけられました。

この稜は，エナメルプロジェクション（16ページ参照）とともに根分岐部病変とのかかわりが報告されていて，根分岐部病変治療時のインスツルメンテーションが難しい原因の1つとなっています。

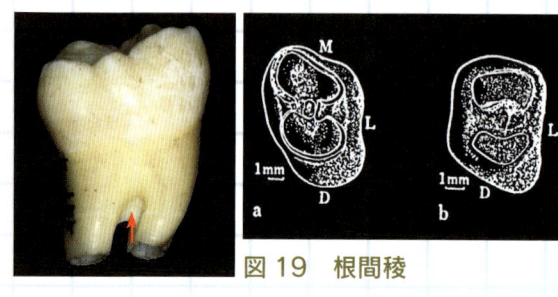

図19　根間稜

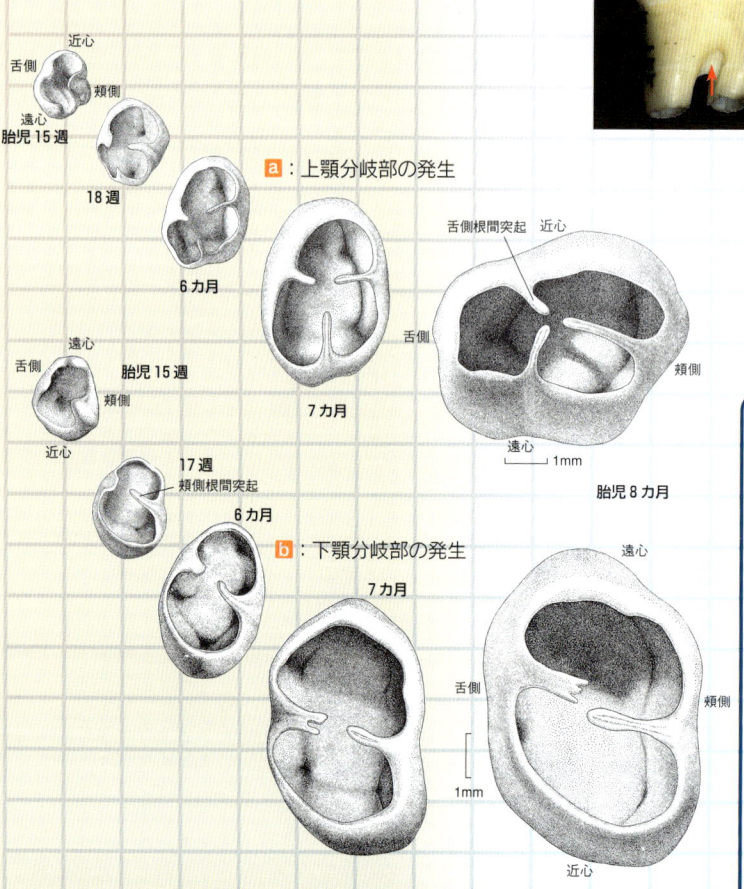

図18　大臼歯の発生（大江ほか，1984）

Column 1
上顎大臼歯の根分岐部の形態

上顎の根間稜は3方向からの上皮根間突起が寄ってできるので（図18-a），その接合部はY字状の盛り上がりとなります。ちょうど，メルセデス・ベンツ社のマークのようになります（図）。

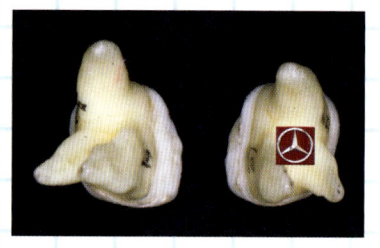

図　上顎大臼歯の根分岐部

1 ルートプレーニングに必要な歯根形態の知識

5 下顎大臼歯の歯根内面には 100％近い陥凹がある！

私たちは，東京大学総合研究資料館所蔵の日本人の歯を調査してきました．この貴重な資料は切片にはできないので，印象採得して石膏レプリカを作り，これを樹脂中に埋没し，1mmごとの切片として歯根断面の形態を明らかにしたのが図21〜23です．

下顎第一大臼歯（6），下顎第二大臼歯（7）とも，根分岐部直下2mm，4mm部分で，歯根の内面には100％近い陥凹が認められます（図20，22，23）．

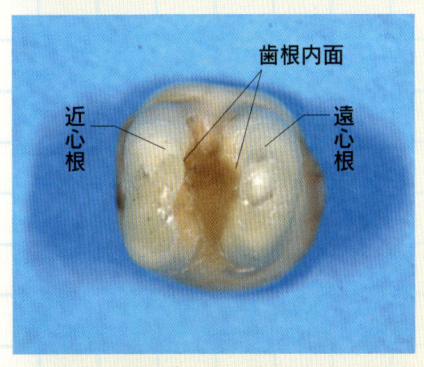

図20 下顎第一大臼歯（6）の歯根内面（根尖方向からみた状態）

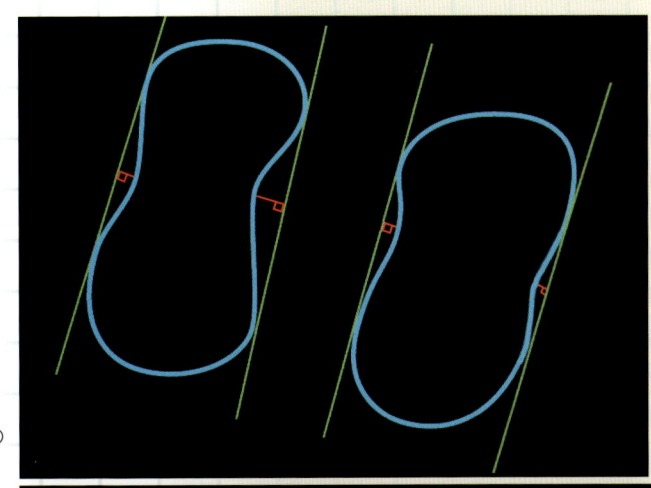

a：緑のライン（接線）からの陥凹の程度を，分岐部からの距離によって赤線で示し，bのとおりまとめた．

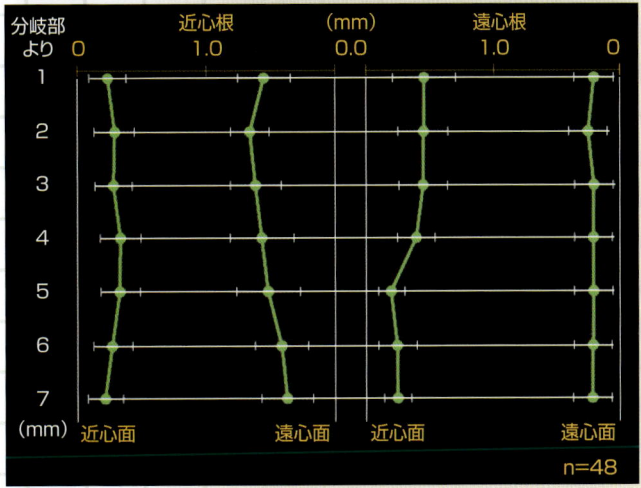

b：近心根，遠心根それぞれの陥凹の程度を表している（緑のライン）．

図21 下顎第一大臼歯（6）の近遠心根の陥凹の程度
分岐部直下の歯根内面は，接線に対して，より陥凹量が大きい．これは，この部分のインスツルメンテーションの難しさを示している．

13

6 下顎第一大臼歯（6̱）の歯根形態

下顎第一大臼歯（6̱）の歯根内面には，100%近い陥凹があります（図20，22）．

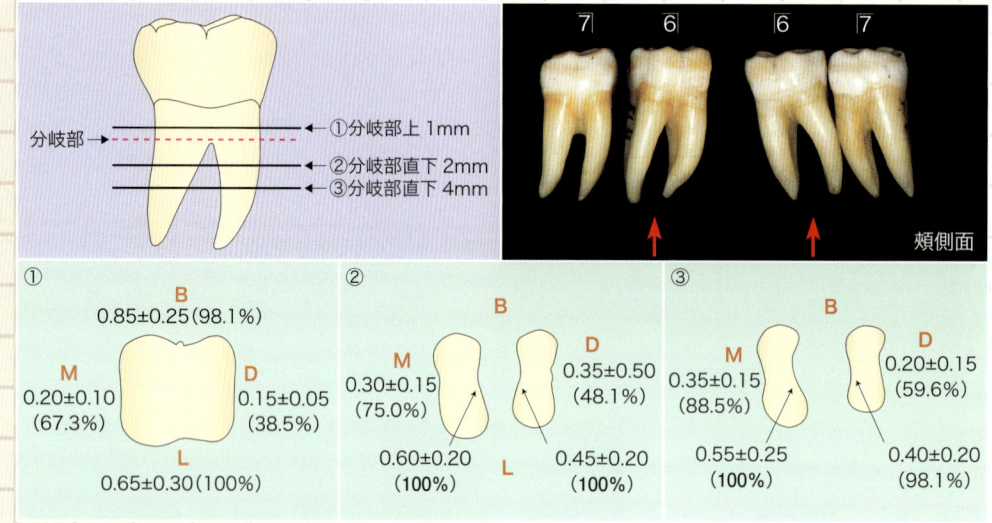

図22　下顎第一大臼歯（6̱）の歯根形態　　（B：頬側，L：舌側，M：近心，D：遠心）
数値は陥凹距離（mm），（　）内は陥凹の発生頻度を示す．歯根内面には100%近く陥凹がある．

7 下顎第二大臼歯（7̱）の歯根形態

下顎第二大臼歯（7̱）のなかには，歯根が分岐していない根（樋状根）が存在します（図23）．

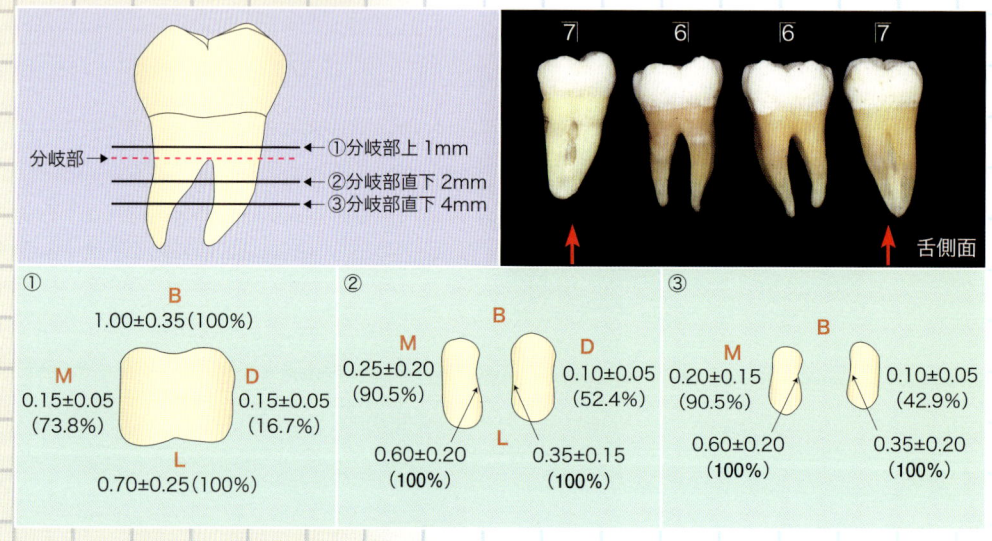

図23　下顎第二大臼歯（7̱）の歯根形態　　（B：頬側，L：舌側，M：近心，D：遠心）
数値は陥凹距離（mm），（　）内は陥凹の発生頻度を示す．右上写真の7̱は樋状根．
歯根内面には100%陥凹がある．

8 樋状根って何？

その断面が雨樋状をしていることからこの名がついた樋状根は，1939年の発表以来，数多く報告されています．下顎第二大臼歯（7）は下顎第一大臼歯（6）に比べて退化，癒合傾向が強くなるため，このような形態となってくるのでしょう．

日本人における樋状根の出現頻度は，下顎第一大臼歯（6）には認められず，下顎第二大臼歯（7）に20～30％程度，下顎第三大臼歯（8）は10％程度です．

また，樋状根は頬側癒合が多く，舌側癒合はほとんど認められません．骨吸収が進んでも頬側面がツルッとしているので，一見単根のようですが，舌側には深い溝があるのが樋状根の特徴です（**図24**）．

舌側面 頬側面

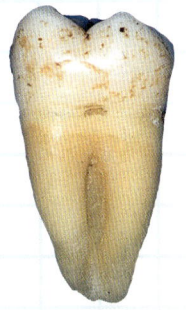 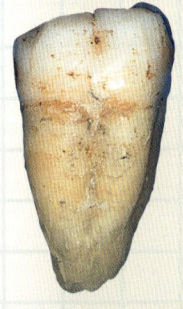

a：樋状根の舌側面観．このような歯根は，X線写真では2根分岐のようにみえる．

b：頬側癒合の一般的な樋状根だが，中央の根面溝にエナメルプロジェクションが認められる．

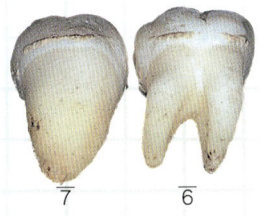

c：下顎第二大臼歯（樋状根）と，分岐している第一大臼歯との比較

図24　樋状根

樋状根の発現頻度
・7：20～30％程度
・8：10％程度
・6：認められない

9 エナメルプロジェクション

エナメルプロジェクションは，"エナメル突起"または"エナメル棘（きょく）"ともいわれ，エナメル質が歯冠部からおもに頬側分岐部に向かって伸びる突出です．突出度に応じて3分類されています[5]（マスターらによる分類，図25）．エナメル質には結合組織の付着が起こらないため，根分岐部病変の局所因子として，多くの研究者によって歯周疾患とのかかわりが指摘されています．

図26に，わが国でもっとも信頼できる川崎ら[6]のデータを示します．エナメルプロジェクションのほとんどは上下顎とも頬側にありますが，わずかに下顎大臼歯舌側と，上顎大臼歯近遠心面にも存在しています．ですから，"エナメルプロジェクションは頬側にある"という固定観念の枠をはずして，よく診査する必要があります．

また，エナメルプロジェクションは歯冠側から連続的にあるものばかりではなく，図27-cに示すような不連続な点状のものなども存在します．ルートプレーニングのときは，歯石との鑑別が必要になります．

grade Ⅰ：CEJから分岐部にわずかに突出したもの
grade Ⅱ：分岐部までに至らない中程度のもの
grade Ⅲ：分岐部まで到達しているもの

図25　マスターらによるエナメルプロジェクションの分類

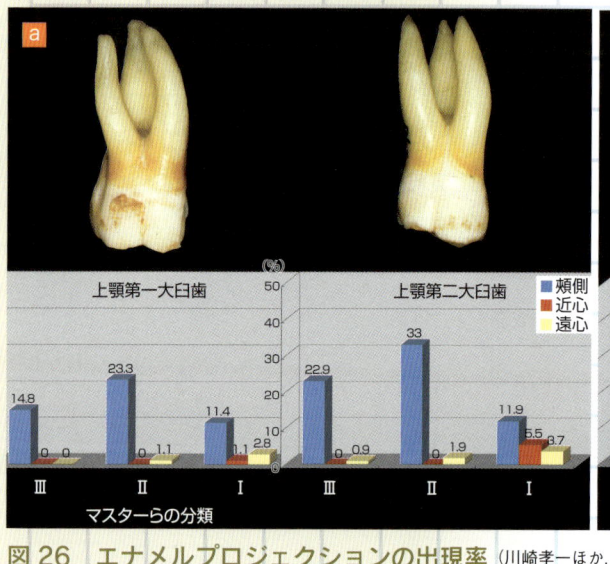

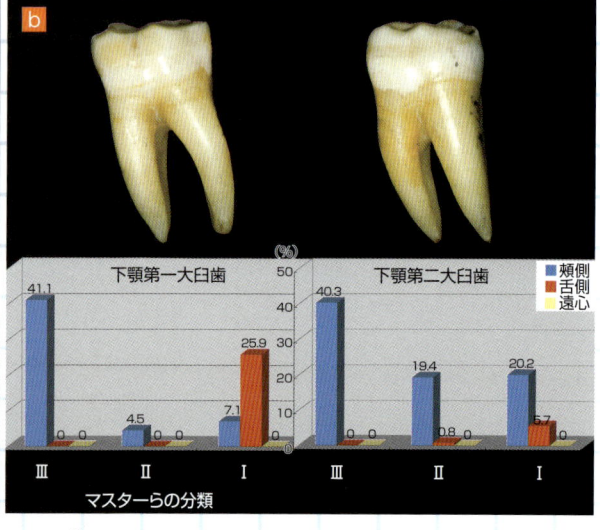

図26　エナメルプロジェクションの出現率 （川崎孝一ほか，1976[6]）
a：上顎大臼歯のエナメルプロジェクション
b：下顎大臼歯のエナメルプロジェクション

1 ルートプレーニングに必要な歯根形態の知識

右側頬側面　左側頬側面

上顎

下顎

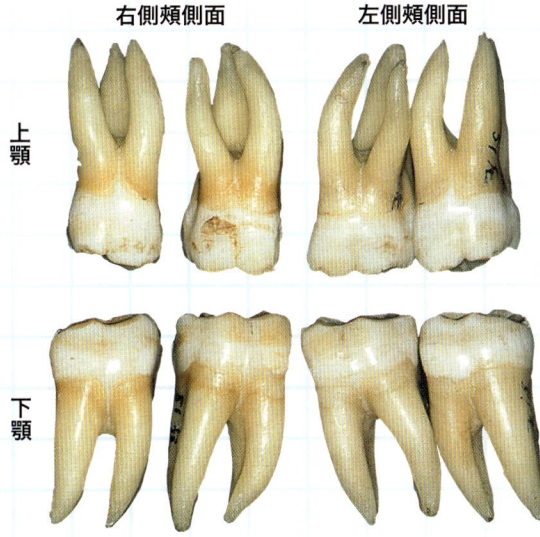

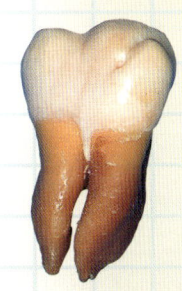

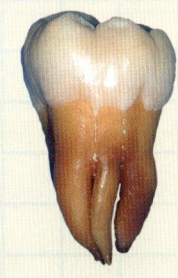

a：頬側に grade Ⅲ の根分岐部まで至るエナメルプロジェクションが存在している上下顎第一，第二大臼歯

b：下顎大臼歯頬側のエナメルプロジェクション．典型的な grade Ⅲ

c：下顎大臼歯舌側のエナメルプロジェクション．細かく点状となっている部分もあるが，根分岐部まで至っているので grade Ⅲ

図27　エナメルプロジェクション

POINT

❶ 上顎第一小臼歯（4）の近心面には，必ず陥凹（へこみ）がある！
❷ 上顎大臼歯の全長は，第一大臼歯（6），第二大臼歯（7），第三大臼歯（8）と後方にゆくほど小さくなっていくが，6 は歯根が頬舌的に開いていること，頬側近心根が大きいため，根分岐部の診査時とルートプレーニング時には要注意！
❸ 7 は，6 よりも複雑な歯根形態である．上顎大臼歯のルートプレーニング時は，キュレットによる"引き回しの操作（57ページ参照）"がポイントとなる
❹ 下顎第一小臼歯（4）には，意外に深い根面溝があるので要注意！
❺ 下顎大臼歯の歯根内面には100％近い陥凹がある
❻ 下顎大臼歯根分岐部内面には，近遠心方向に走る"根間稜"がある
❼ 下顎第二大臼歯（7）には，3〜5本に1本程度"樋状根"が存在する
❽ エナメルプロジェクションは，頬側だけに存在するわけではない！

参考文献

1) Leknes KN, Lie T, Selvig KA：Root grooves：A risk factor in periodontal attachment loss. *J Periodontol* **65**(9)：859-863, 1994.
2) 藤田恒太郎：歯の解剖学，第20版．金原出版，東京，1976.
3) 尾崎　公：ヒトの大臼歯の退化．日大歯学 **39**：145-148, 1965.
4) Moskow BS, Canut PM：Studies on root enamel（2）．Enamel pearls. A review of their morphology, localization, nomenclature, occurrence, classification, histogenesis and incidence. *J Clin Periodontol* **17**(5)：275-281, 1990.
5) Masters DH, Hoskins SW：Projection of cervical into molar furcations. *J Periodontol* **35**(1)：49-53, 1964.
6) 川崎孝一ほか：根分岐部にみられるエナメル突起：発生頻度，位置，広がり，根分岐部病変との関係について．日歯保誌 **19**(1)：139-148, 1976.

2 健康な歯周組織って何？

INTRODUCTION　ご存じのように，歯周組織は歯肉，歯根膜，セメント質，歯槽骨で構成されています．ここでは，ルートプレーニングに必要な歯周組織の知られざる世界を紹介したいと思います．

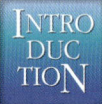肉と歯槽骨の形態

1 健康な歯肉とは？

　健康な歯肉は，引き締まって硬く，個人差はあるものの淡いピンク色（メラニンの沈着などにより，健康であってもかなり色の濃い歯肉も存在する）で，歯間乳頭部は鋭く尖がった形で埋められています（図1）．
　健康な付着歯肉には"スティップリング"があるといわれますが，歯周ポケットや炎症がある場合にも認められ（図2），成人では40％程度しかないとの報告もあります．したがって，スティップリングがあるから健康な歯肉だとは必ずしもいえないのです．

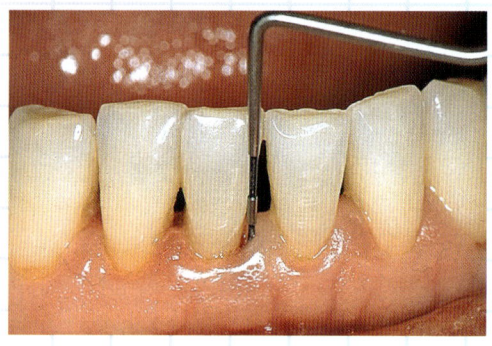

図2　病的歯肉にも認められるスティップリング
歯周ポケットがある病的歯肉でもスティップリングは認められることがあり，必ずしも健康度をみる目安とはならない．

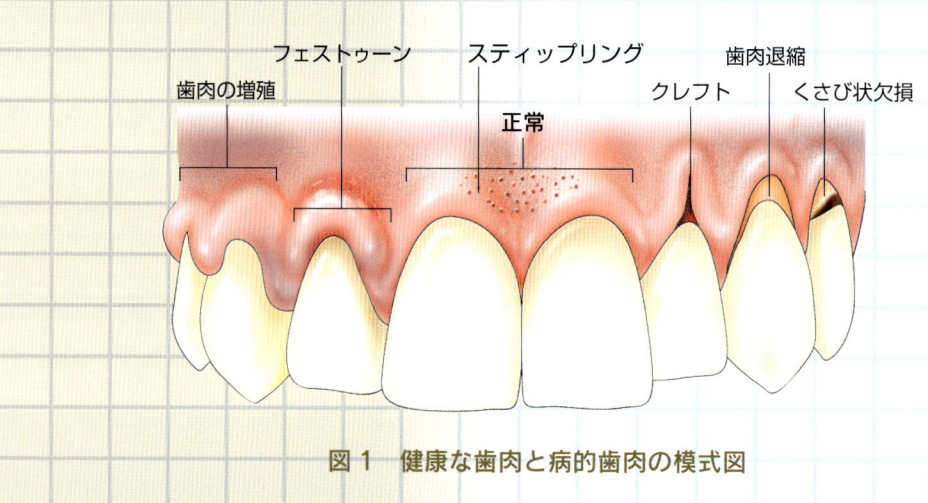

図1　健康な歯肉と病的歯肉の模式図

2 歯肉の厚さはどのくらいあるの？

歯肉の厚さは，知られているようであまり知られていません．これは，正確に測定するのが意外と難しいからです．

具体的な測定方法は，①針状のものを歯肉に刺入して測る，②フラップなど剝離した歯肉を直接測定する，③超音波装置で歯肉中のスピードと時間から割り出す，などですが，それぞれ一長一短があります．

①の方法では，測定針が細すぎる（直径 0.5 mm 以下）と，口蓋などは特に骨小孔が多いため，入り込んで不正確となります．また，測定針が太すぎると薄い歯肉を貫通できません．②の剝離した歯肉では正常な状態とはいえず，部位の特定が困難になります．③の超音波装置による測定では，歯肉の部位，性状によって組織中のスピードが異なり，正確さに欠けます．3つの方法のなかでもっとも誤差なく簡単に測れる方法は，①の針状のインスツルメントを刺入する方法だと考えられます．

唇頰側歯肉の厚さは，上顎の付着歯肉を除き後方にゆくに従って厚くなりますが，0.5 mm に満たない部分もみられ，付着歯肉の厚さはかなり薄いことがわかります（平均 1.25±0.42 mm，図 3）．

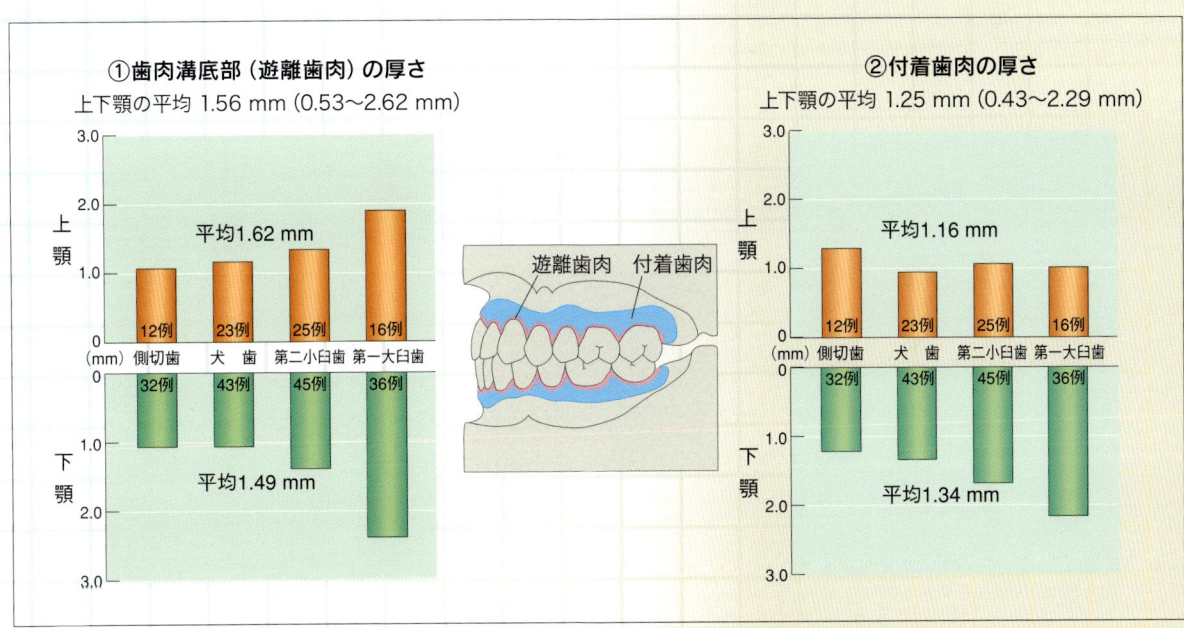

図3　歯肉の厚さ（上下顎唇頰側）（Goaslind ほか，1977 を改変）
25〜36 歳の男性 10 人の健康な歯肉における歯肉の厚さを示した．0.5 mm にも満たない部位もある．

これに対し，口蓋側の歯肉の厚さは 2.4 mm 程度あり，唇頬側に比べて 2.4 倍も厚くなっています（**図 4**）．実際に外科処置時にプローブを用いた同様の方法で測ると，5.6 mm に達する部分も認められます．

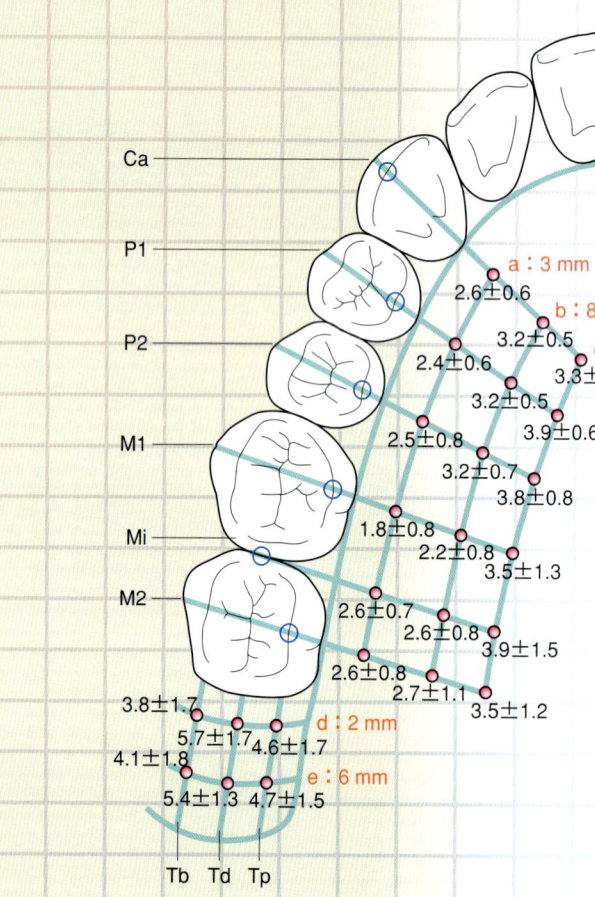

図4 歯肉の厚さ（口蓋側）（Studer SP ほか，1997[1]）を改変）
麻酔後，口蓋側歯肉の厚さを，直径 0.45 mm のプローブを用いて歯肉面に直角に刺入し測定した．対象は 31 人のボランティア（26 人はリッジオーギュメンテーション時，他の 5 人は歯科治療の予定のない者）である．
<測定部位>
・a〜e：それぞれの歯の辺縁からの距離
・a, b, c と Ca, P1, P2, M1, Mi, M2 の交点
・d, e と Tb, Td, Tp の交点

3 付着歯肉とその幅は？

付着歯肉は，文字どおり歯や歯槽骨に付着している歯肉のことで，具体的には"歯肉縁から歯肉−歯槽粘膜境（MGJ）までの長さ"から"歯周ポケットの深さ（歯肉溝の深さ）"を差し引いた数値で表されます（**図5**）．

付着歯肉の幅（a）＝歯肉縁からMGJまでの距離（b）
　　　　　　　　　−歯周ポケットの深さ（c）

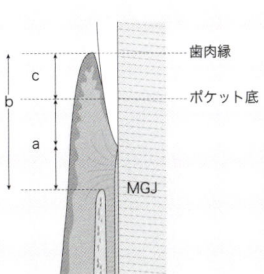

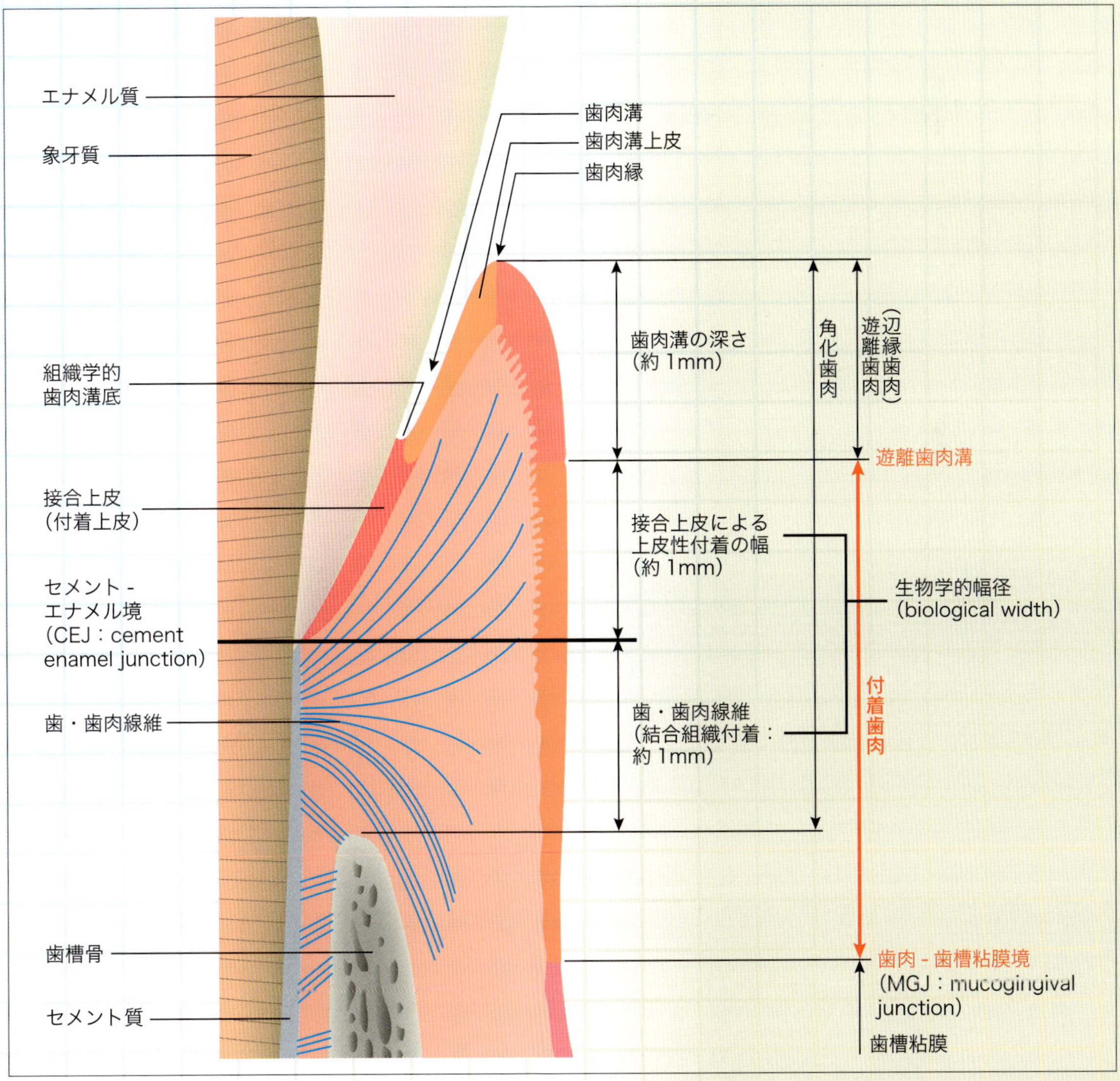

図5　歯周組織の名称

もっとも付着歯肉幅の広い部分は，成人の場合上下顎とも側切歯部で，もっとも狭いのは上下顎とも小臼歯部です（**図6**）．

日本人における下顎第一小臼歯部の付着歯肉幅は特に狭く，約1mmです．この値は平均値で，限りなく0に近い部分も日常臨床ではよくみかけます．舌側において付着歯肉幅がもっとも広いのは，第一，第二大臼歯部です（**図7**）．

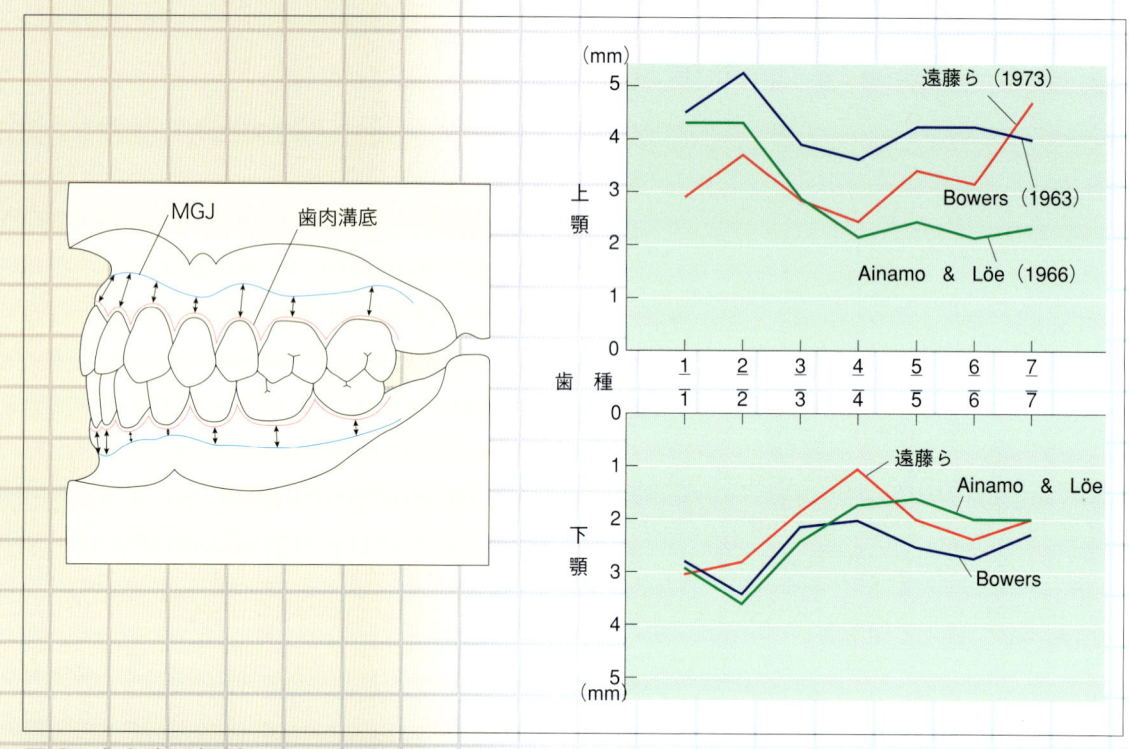

図6　永久歯唇頬側における付着歯肉の幅
3つの研究データによって数値は異なるが，各研究結果とも側切歯部の幅がもっとも大きく，上下顎とも小臼歯部がもっとも狭い傾向にある．ただ，日本人の上顎第二大臼歯（7）は側切歯部より幅広いことを示している．

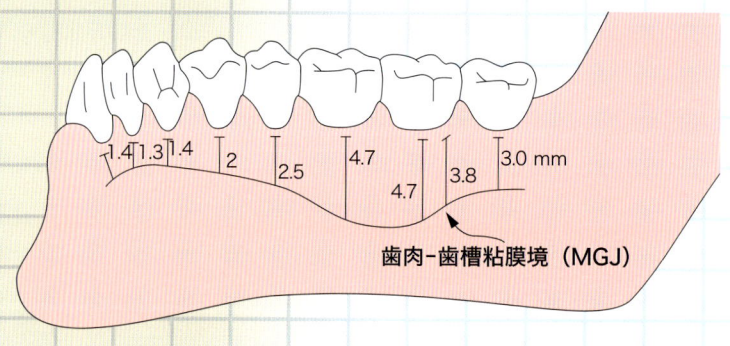

図7　永久歯舌側における付着歯肉の幅 (Voiget J ほか，1978[4]）を改変)
15歳以上の男女60人の平均値．永久歯舌側の付着歯肉の幅のもっとも狭い部分は前歯部で，もっとも広い部分は第一，第二大臼歯部である．

"付着歯肉"とそれより根尖方向の"歯槽粘膜"の境が"歯肉-歯槽粘膜境（MGJ）"で，付着歯肉側は角化していますが，歯槽粘膜側は角化していません（**表1**）．

臨床では，付着歯肉幅が0となり角化歯肉が存在しないと，炎症に対する"防波堤"がなくなると考えられています．天然歯の場合は，付着歯肉幅が1mm以下でも長期に安定している場合がありますが，ないよりはあったほうがよいことは言うまでもありません．また，近年の審美的要求の高い補綴物で，歯肉縁下にあるマージンやインプラントに関しては，「付着歯肉はあったほうがよい」というのが臨床家のほぼ一致した見解です．

付着歯肉のない辺縁歯肉は薄くて脆弱なので，歯肉縁下のインスツルメンテーションには十分な注意が必要です．特に上下顎第一小臼歯は，歯槽骨の厚さも薄い部分なので（**図9参照**），麻酔下での無謀な器具操作は，最悪の場合，急激な歯肉退縮を招くおそれがあります．

表1 付着歯肉と歯槽粘膜の違い (Periodontal literature reviews, 1996を改変)

比較項目	付着歯肉	歯槽粘膜
角化の程度	角化している	角化していない
スティップリング	ある場合もあり	なし
上皮突起	深い	短く幅広い（わずか）
固有層	厚い	薄い
弾性線維	少ない	多い
性状	付着して動かない	可動性
粘膜下組織	不明確	明確
外観，色	上皮下の脈管は見えず，メラニンなどの色素沈着のある場合もあり	上皮下の脈管がすけて見え，通常，付着歯肉より赤い
ヨード系薬剤による染め出し	染色されない	染色される

Column 2 歯肉-歯槽粘膜境（MGJ）とは？

MGJ（mucogingival junction）は，口唇を引っ張ることでははっきりわかりません．ヨード系の薬剤で染色すると，かなり明確にできますが（**A**），ヒリヒリと痛むため，実際には使用しにくいものです．**B**のように，プローブによる"たぐり寄せ"（付着歯肉は動かないが，歯槽粘膜は可動性である）と，色による鑑別が最も臨床的な手法でしょう．

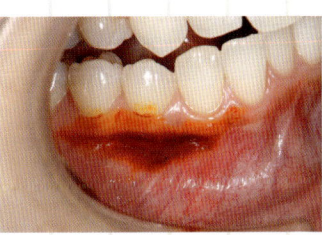
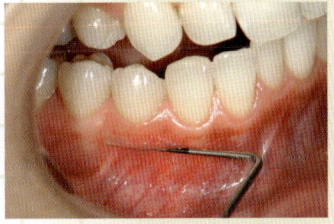

A：ヨード系薬剤（TI）による染色　　B：プローブによる"たぐり寄せ"

4 歯根膜の厚さはどのくらいあるの？

歯根膜の厚さは0.1〜0.25 mmで，歯頸部と根尖部で幅広く，歯根中央部で狭くなっています（図8）．これは，歯が咬合力による垂直方向の力のほかに，およその回転中心を軸に動いているためと考えられています．

歯根膜の機能は，
1 機械的力による損傷から血管や神経を保護する
2 咬合力を歯槽骨へ伝達する
3 歯を歯槽骨内に保持する
4 歯肉組織と歯の適切な関係を維持する
5 咬合力による衝撃を緩和する
などです．

一般に，年齢とともに狭くなり，機能していない歯の歯根膜腔でも狭くなります．健康な場合は8μm（0.008 mm）の厚さをも感知するといわれており，この厚さは一般的な赤や青の色つき咬合紙の半分以下の厚さです．

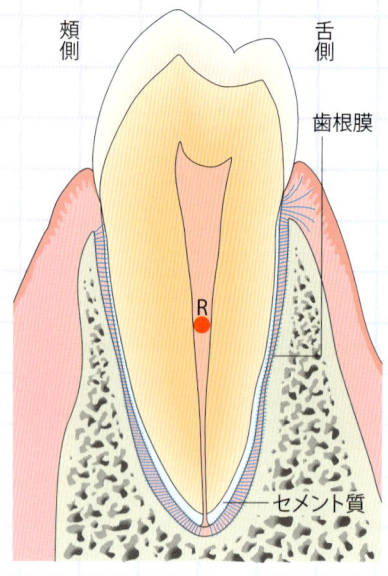

図8 歯根膜とセメント質の厚さ
歯は咬合力による垂直方向のほかに，およその回転中心（R，●）を軸に動いている．そのため，歯根膜腔は歯頸部と根尖部でやや幅広く，中央部で狭くなっている（図は歯根膜腔を強調した）．

セメント質は歯頸部（16〜60μm）よりも，根尖部と根分岐部（150〜200μm）で厚くなる傾向がある．

Column 3　咬合性外傷と歯根膜腔

咬合性外傷は，「過度の咬合力によって引き起こされる歯周組織に対する傷害」と定義されています．また，正常な歯周組織に異常な咬合力が加わって外傷を引き起こすものを「一次性咬合性外傷」といい，歯周組織に病変などが存在している状態で，歯の支持力が低下し，生理的な咬合力でも起こる外傷を「二次性咬合性外傷」と分類しています．

臨床所見には，①歯の動揺の増加，②歯槽骨の垂直性吸収，③歯根膜腔の拡大，④咬合痛，⑤歯の移動，⑥歯根の吸収，⑦歯の破折，⑧非定型的な咬耗，があります．

X線写真上で正常な歯根膜腔と拡大した歯根膜腔が区別できることは，咬合性外傷を見極めるためにとても重要なこととなります．

ちなみに，外傷性咬合とは，早期接触やブラキシズムなどの原因によって歯周組織（歯根膜や歯槽骨）に外傷性の変性や吸収を起こすことをいいます．

5 歯槽骨の厚さはどのくらいあるの？

　歯槽骨の厚さについて調べるため，骨吸収が少なく，正常に近い歯槽骨の厚さを測定してみました（**図9**）．その結果，もっとも薄い部分は，上顎側切歯唇側の歯槽骨縁から6 mmのところで（厚さ：平均0.2 mm），文字どおり，紙のように薄いことがわかります．この傾向は前歯と第一小臼歯唇側の歯槽骨も同じです．しかし，第二小臼歯ではこの傾向とは異なり，特に上顎の頬側では歯槽骨縁からすでに隆起し，1 mm部でほかの部と比較して2.3倍の厚さを示しています（厚さ：平均1.26 mm）．

　唇頬側歯槽骨の厚さは，程度の差はあるものの，上顎第二小臼歯を除いて，歯槽骨縁から根尖方向に向かうに従って一度歯槽壁が薄くなり，再びその厚さを増す傾向がみられます．これに対し，舌口蓋側歯槽骨では，もっとも薄い部位（下顎中切歯）でも平均0.40 mmで，歯槽骨縁から徐々に厚さが増加する傾向がみられます．

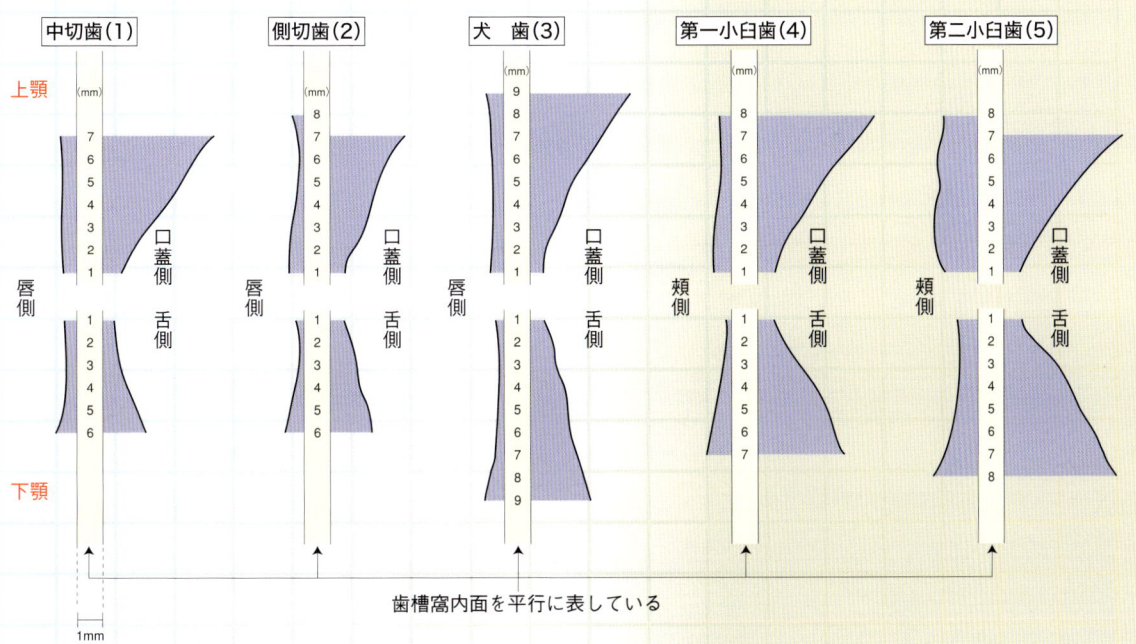

図9　歯槽骨の厚さ（江澤, 1984）
中切歯（1）から第二小臼歯（5）までの歯槽窩中央における歯槽骨の厚さを示している（　　の部分）．厚さを測定した頭蓋骨の骨レベルはCEJから3 mm以内で，正常に近い状態で測定したもの．
　それぞれ中央にある数字は歯槽窩の深さをmm単位で表している．もっとも薄い部分は上顎側切歯（2）唇側の歯槽骨縁から6 mmの部分で，わずかに0.2 mmしかない．その次に薄いのは下顎第一小臼歯（4）の頬側歯頸部（0.23 mm）です．上下顎第二小臼歯の頬側は，歯頸部から厚く（上：1.26 mm，下：0.79 mm），他の部分とは違って舌・口蓋側より頬側のほうが厚くなっている．

6 歯槽骨の形態は歯肉の形態と一致しない！

歯と歯の間の歯槽骨である槽間中隔部の外形は，歯根隣接面のCEJ形態とほぼ一致しています（**図10**）．しかし，歯肉の形態はこれとは違って，抜歯後の隣接面歯肉を観察すると，歯肉辺縁はCEJより明らかに歯冠側にあります（**図11**）．歯間乳頭部の外形は，歯槽骨槽間中隔部の外形やCEJの形態とも一致していません．そのため，歯間部での器具操作は，歯肉の内部までしっかり行わなければなりません．

7 セメント質の厚さはどのくらいあるの？

セメント質は年齢とともに厚くなり，通常歯冠側においては16〜60μm程度の厚さがあり，根尖側および根分岐部においては150〜200μmにもなることが知られています．一般的には根尖部にゆくに従って厚くなり（**図8**参照），単根歯でも根尖部セメント質の厚さは0.5mmを超えることもあり，近遠心方向では遠心のほうが厚いのです．これは，歯が近心移動しているためと考えられています．

スケーラーなどの器具到達性の悪い根尖部，根分岐部，遠心部のセメント質が厚いことは，ルートプレーニングをする際，心得ておかなければならないことです．

図10　健康な歯間部歯肉と歯槽骨

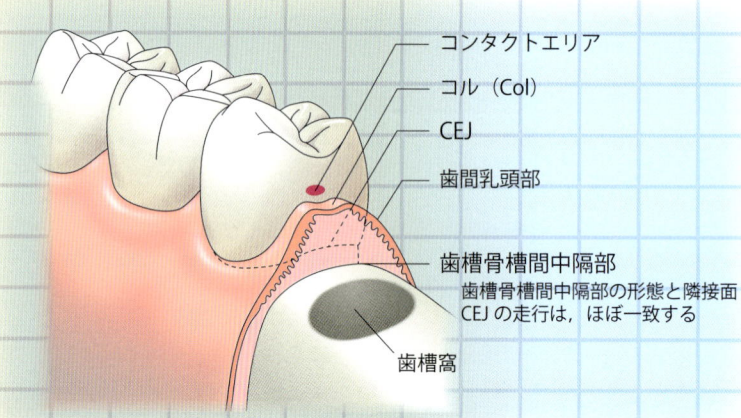

図11　健康な歯肉形態と歯槽骨形態

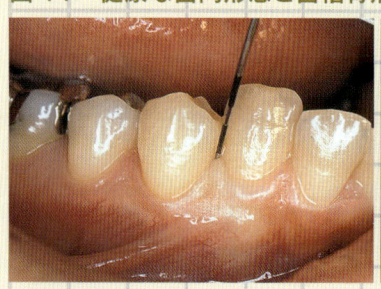
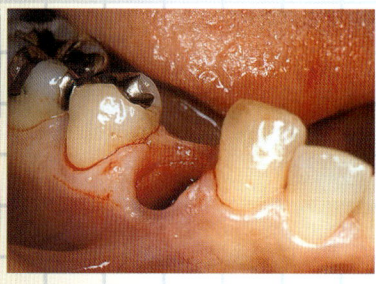

❶：歯肉溝は約2mmで健康な歯肉　❷：便宜抜去した直後の歯間乳頭部．歯間部歯肉の形態は歯槽骨の形態と一致していない．

図12　隣接面CEJの計測部位

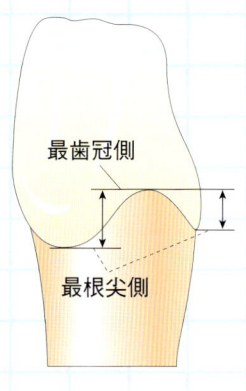

近遠心頬舌側の1歯4カ所におけるCEJの最根尖側と，最歯冠側の距離をノギスで測定し，図13にまとめた．

8 CEJの走行はどうなっているのだろう？

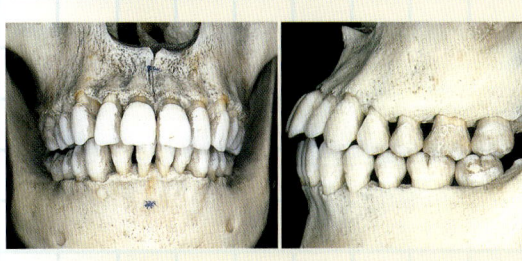

CEJ直下は歯石が沈着しやすいので，ルートプレーニングを行うにあたり，セメント質とエナメル質の境目であるセメント-エナメル境（CEJ）の走行は必ず理解しておく必要があります．

CEJの最歯冠側から最根尖側までの距離（**図12**参照）がもっとも大きいのは，上顎中切歯の近心口蓋側で（2.94±0.56 mm），最小の部分は下顎第二小臼歯の遠心舌側でした（0.62±0.31 mm）（**図13**）．上下顎とも前歯から後方歯へゆくに従い，CEJの最歯冠側から最根尖側までの距離は短くなる傾向にあり，隣接面から見た歯槽骨のラインに一致しているようです（**図12**）．上下顎とも犬歯の近遠心の差が大きく，犬歯を境に（前歯と臼歯を境として）CEJ，歯槽骨とも形態的に大きな変化があることを示しています．小臼歯から後方のスケーリング，ルートプレーニングは，このような平坦なCEJに合わせて水平方向に引き回すキュレット操作が有効なのです．

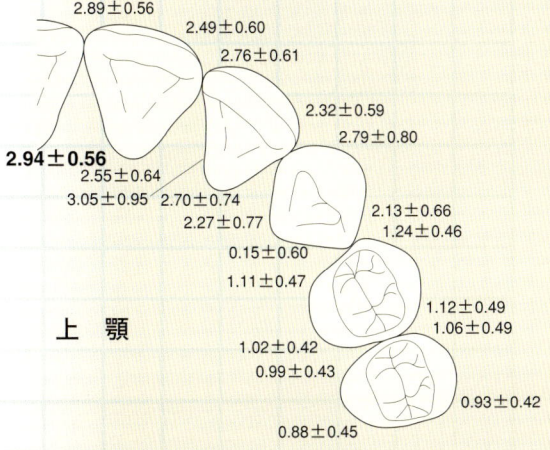

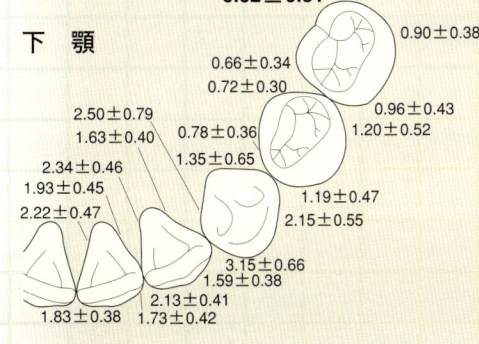

図13 隣接面CEJの走行
日本人37例（20～68歳，男性34人，女性3人）の平均値．CEJの走行は，前歯から後方にいくに従いなだらかになっていく．その差が最大なのは犬歯の近遠心である．

POINT

❶ "スティップリング"の有無は，必ずしも健康な歯肉の指標にはならない！
❷ 唇頬側歯肉は唇側歯槽骨と同様で，かなり薄い
❸ 歯根膜腔は，歯頸部と根尖部で幅広い
❹ 第一小臼歯などの唇頬側歯槽骨は紙のように薄い部位がある
❺ 歯槽骨槽間中隔部の形態は，CEJの走行形態と一致している！

参考文献
1) Studer SP et al : The thickness of masticatory mucosa in the human hard palate and tuberosity as potential donor sites for ridge augmentation procedures. J Periodontol **68**（2）: 145-151, 1997.
2) Ainamo J, Löe H : Anatomical characteristics of gingiva. A Clinical microscopic study of the free and attached gingiva. J Periodontol **37**（1）: 5-13, 1966.
3) 遠藤信武，小鷲悠典ほか：付着歯肉の幅について．日歯周誌 **15**（1）: 79-84, 1973.
4) Voigt J et al : The width of lingual mandibular attached gingiva. J Periodontol **49**（2）: 77-80, 1978.

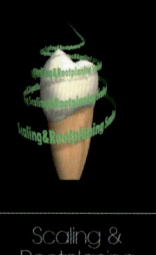

3 超音波スケーラーとエアスケーラー

INTRODUCTION

超音波スケーラーの発振源である超音波（ultrasonic）とは，"正常な聴力をもつ人に聞こえないほど周波数（振動数）が高い音波"です．周波数が低すぎて人間の耳に聞こえない低周波は含まれないので，実際には 20,000 Hz（振動数が毎秒 2 万回）以上の音響振動を表しています．超音波スケーラーの振動数は，一般的に 25,000〜42,000 Hz です．一方，エアスケーラー（ソニックスケーラー）は，人の耳で聞くことができる範囲の音波が発振源となっています（**図 1**）．

この 2 つの方式による歯科用スケーラーへの応用は，超音波スケーラー（US；ultrasonic scaler）のほうが早く[*1]，エアスケーラー（AS；air scaler）はこれより 18 年後の 1979 年に商品化[*2]されたのがそのはじまりです．

ここでは，この 2 つのおなじみの器材を，より理解し，臨床で有効に活用できるようになるための解説をします．

[*1] 1961 年米国でのキャビトロン（デンツプライ）の発売にさかのぼる．
[*2] タイタン（スターデンタル）

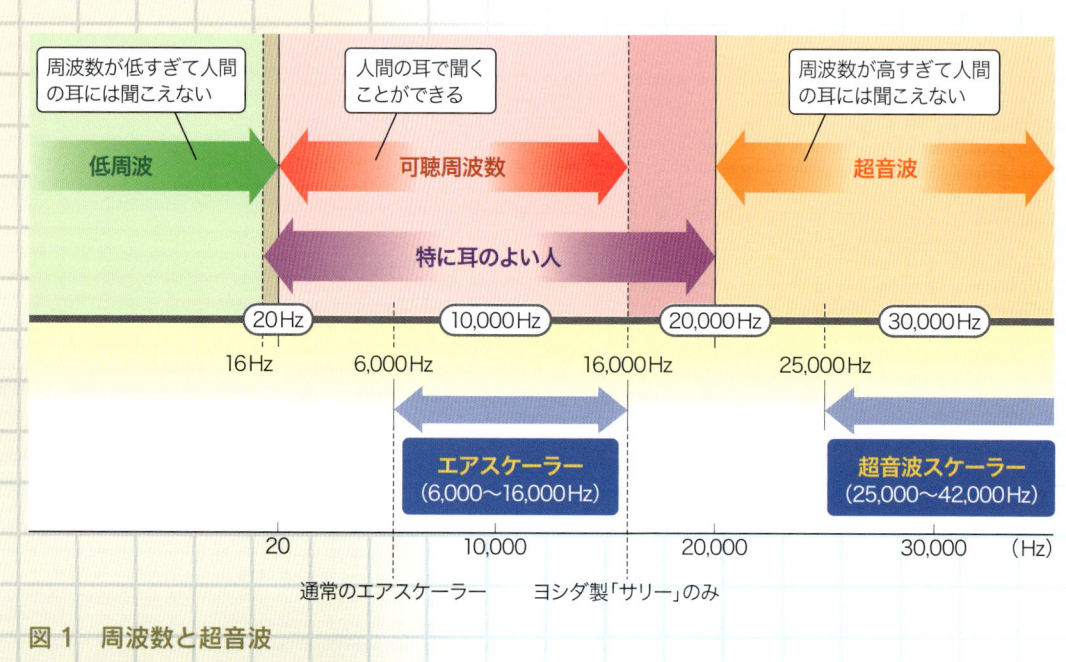

図 1　周波数と超音波

もっと理解し，有効に活用しよう！

1 超音波スケーラーとエアスケーラーの構造はどう違う？

超音波スケーラーとエアスケーラーの発振方式は，それぞれ2種類あります．

●超音波スケーラー（US）の構造

超音波スケーラーは"マグネット型（磁歪型）"と"ピエゾ型（電歪型）"で，両方式とも電気的に起こした材質の歪みを振動に変えています（**図2**）．近年はピエゾ型が主流なので，**図3**にその基本構造と断面図を示します．

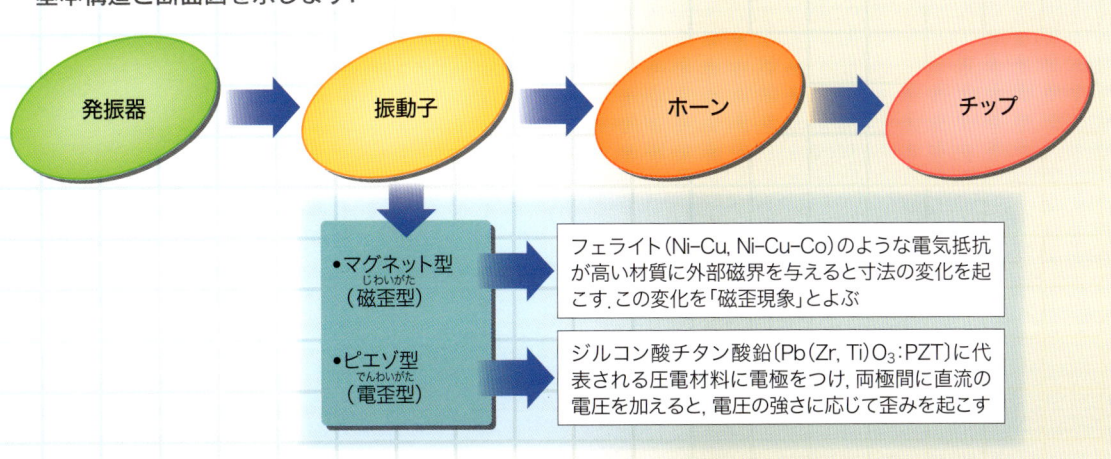

発振器 → 振動子 → ホーン → チップ

- マグネット型（磁歪型） → フェライト(Ni-Cu, Ni-Cu-Co)のような電気抵抗が高い材質に外部磁界を与えると寸法の変化を起こす．この変化を「磁歪現象」とよぶ
- ピエゾ型（電歪型） → ジルコン酸チタン酸鉛($Pb(Zr, Ti)O_3$:PZT)に代表される圧電材料に電極をつけ，両極間に直流の電圧を加えると，電圧の強さに応じて歪みを起こす

図2 超音波スケーラーの基本構造と原理

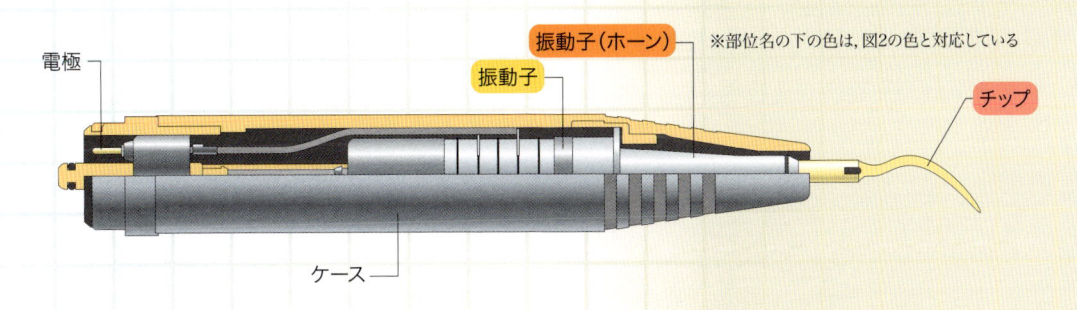

電極／振動子／振動子（ホーン）／チップ／ケース
※部位名の下の色は，図2の色と対応している

図3 ピエゾ型超音波スケーラーの断面図（オサダ製エナック）
発振器はユニット側にあるので，この図には含まれていない．〔長田電機工業の許諾を得て掲載〕

●エアスケーラー（AS）の構造

エアスケーラーも，発振構造の違いで円盤型とリング型の2種類に分類されます（**図4**）．**図5, 6**に，円盤型とリング型の発振源の異なるエアスケーラーの基本構造と，その詳細を示します．この図からもわかるように，超音波スケーラーとは違い，エアスケーラーはタービンコネクターからの圧搾空気で機械的に振動を作り出しているので，振動そのものに電気的なかかわりはありません．

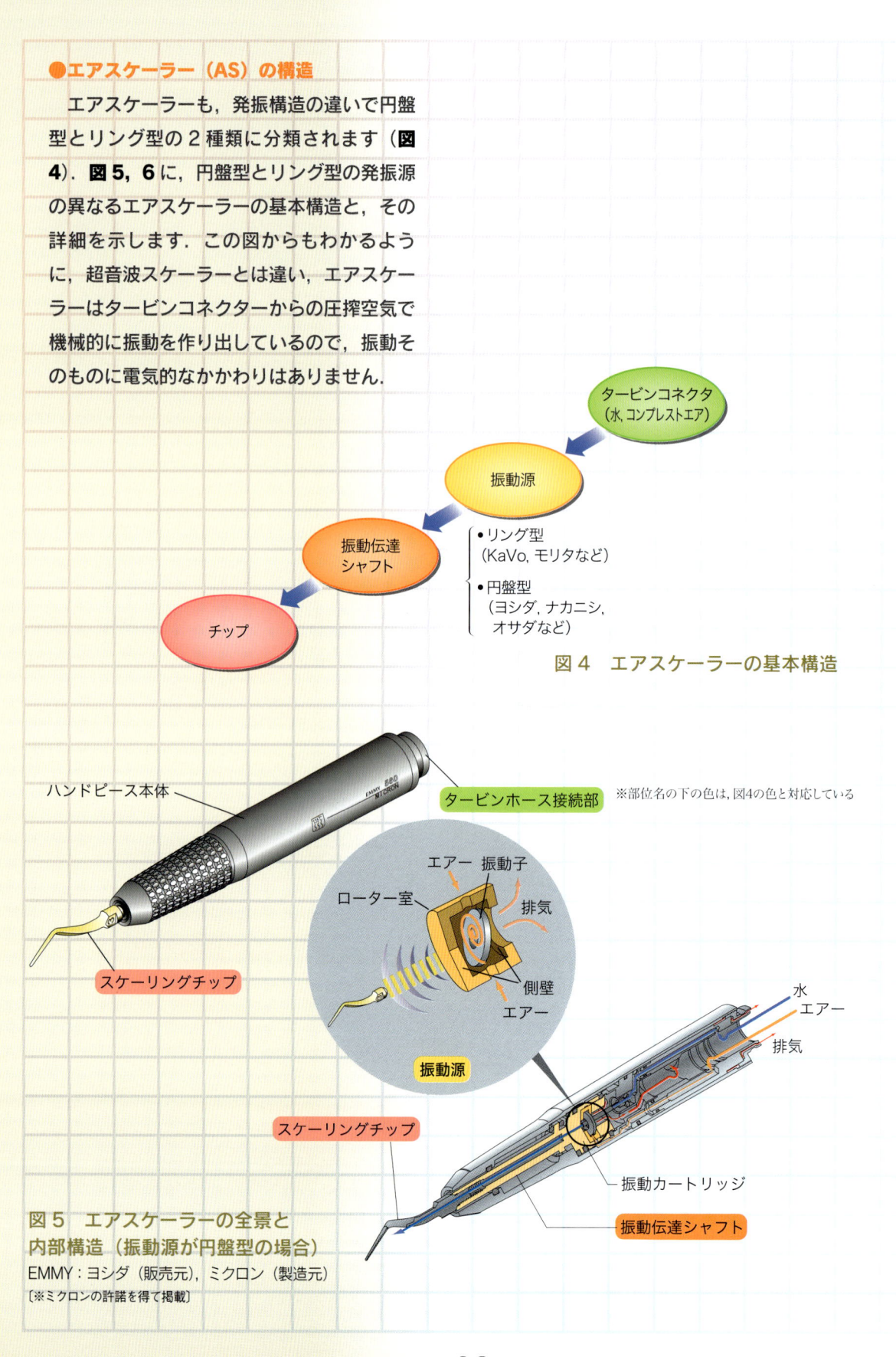

図4 エアスケーラーの基本構造

タービンコネクタ（水，コンプレストエア）
→ 振動源
　・リング型（KaVo, モリタなど）
　・円盤型（ヨシダ, ナカニシ, オサダなど）
→ 振動伝達シャフト
→ チップ

※部位名の下の色は，図4の色と対応している

図5 エアスケーラーの全景と内部構造（振動源が円盤型の場合）
EMMY：ヨシダ（販売元），ミクロン（製造元）
〔※ミクロンの許諾を得て掲載〕

ハンドピース本体
タービンホース接続部
スケーリングチップ
ローター室
エアー
振動子
排気
側壁
エアー
振動源
スケーリングチップ
水
エアー
排気
振動カートリッジ
振動伝達シャフト

③ 超音波スケーラーとエアスケーラー

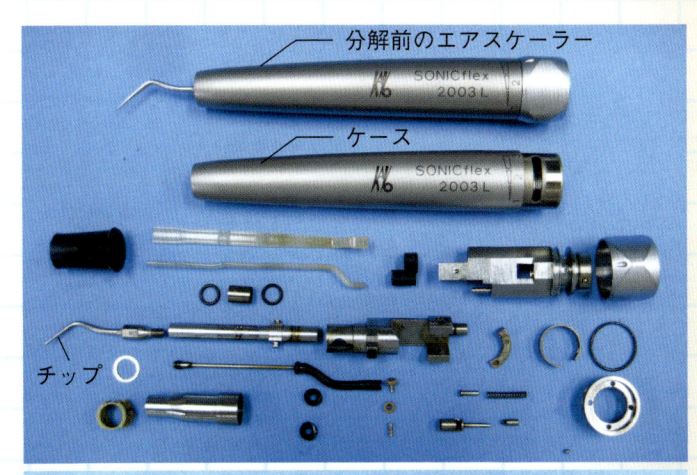

図6 エアスケーラーの構造
（振動源がリング型の場合）

❶：エアスケーラーの分解
（KaVo，ソニックフレックス2003 L）

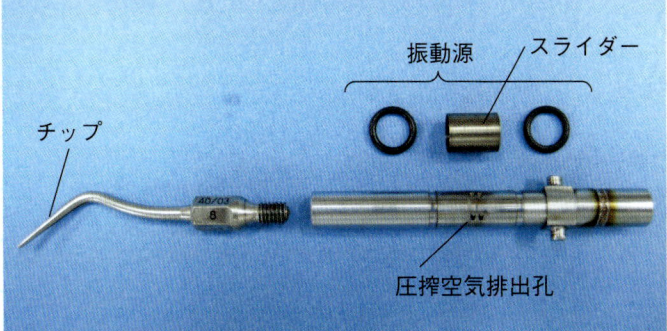

❷：エアスケーラーのリング型振動源

Column 4　振動子も消耗品!!　振動数のチェック器材を活用しよう

　エアスケーラーの振動子は，円盤型もリング型も，振動するたびにわずかに削れて消耗してゆきます．通常100〜700時間が耐用時間といわれています．製品によって耐用時間に大きな差があるので，チップを新品に替えても歯石などが思うように取れないときは，規定の振動数（通常6,000 Hz）を発振しているか，客観的にチェックする必要があります．このチェックが可能な装置が，「ハンドピースカウンター2（HPW-2：図）」です．
　エンジンやタービンの回転数もチェックできるデジタル表示のHPW-2は，無駄な体力を使わず効果をあげるためにもぜひ揃えておきたいものです．世界的にみてもめずらしいこの測定装置は，ミクロンが自社製品をチェックするために開発したものを一般向けに販売しているようです．

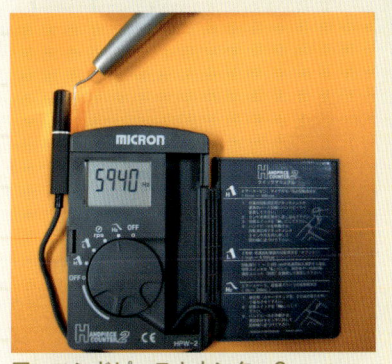

図　ハンドピースカウンタ 2
〔HPW-2：ミクロン〕
非接触式センサーで，超高速回転の測定が可能である．持ち運びに便利なモバイルサイズ

2 超音波スケーラーとエアスケーラーの機能面の違い

● US のマグネット型はチップの脇腹，ピエゾ型とエアスケーラーはチップの先端を使用

表1にまとめたように，超音波スケーラーでもマグネット型はチップの側面から発振し，ピエゾ型はチップの先端が振動して，エアスケーラーに近い動きをしていることがわかります．この比較からもわかるように，マグネット型（キャビトロン）はチップの脇腹を使用し，ピエゾ型（キャビトロン以外の超音波スケーラー）とエアスケーラーはチップの先端を使用するようにしましょう．

● 自動制御機能のないエアスケーラーはフェザータッチで

近年の超音波スケーラーのほとんどの製品には，オートチューニング機能（オートサーチ機能）とよばれる電気的な自動制御機能がついているため，チップを多少歯面に押しつけても最適な発振をするようになっています．これに対し，エアスケーラーは機械的発振のため，このような電気的制御機能がありません．チップを歯面に押しつければそれだけ振動を弱くすることになります．したがって，歯面に押しつけず，フェザータッチでスケーリング，ルートプレーニングを行う必要があります．

表1　超音波スケーラーとエアスケーラーの機能面での比較
〔US の特徴については，キャビトロン（デンツプライ三金），オサダエナック（長田電機工業）のカタログをもとに作成〕

機能＼種別	超音波スケーラー（US） マグネット型	超音波スケーラー（US） ピエゾ型	エアスケーラー（AS）
チップ先端の動きと発振	楕円運動を描き，チップ側面から発振	直線運動を描き，チップ先端から発振	右回りの楕円運動を描き，ほぼ先端から発振
スケーリング効率と注意点	施術面が広い	有効範囲が狭いため，目標箇所に正確に当てる必要がある	振動の範囲が限られているため，超音波スケーラーよりも正確に歯面に当てる必要がある
洗浄水の温度	洗浄水がインサートのコイルを経由して供給されるので温かい	インサート内にコイルが存在しないため，基本的に洗浄水は冷たい	タービンコネクターからの水供給なので，この水を温める機能があるもの以外は冷たい
オートチューニング機能 オートサーチ機能*	この機能がついているものが多い		機械的発振なので，電気的な自動制御はできない

＊オートサーチ機能：回路がチップとハンドピースの状態を自動的に検知し，最適な発振をする．

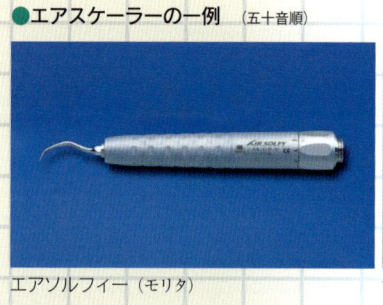

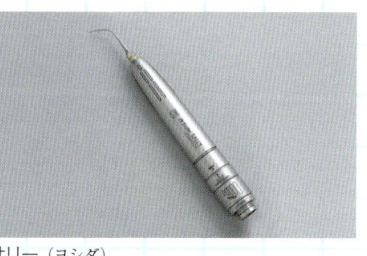

● エアスケーラーの一例　（五十音順）

エアソルフィー（モリタ）　　　　　　サリー（ヨシダ）

3 超音波スケーラーとエアスケーラーの総合比較

超音波スケーラーとエアスケーラーの機能面での比較（**表1**参照）と10項目の総合的な比較を**表2**に示します．

両者とも一長一短ですが，超音波スケーラーがエアスケーラーよりも明らかに優れているのはパワーです．たしかに，歯間部を埋めつくすような多量の歯石を除去するには，パワーの強い超音波スケーラーが優位です．ただし，近年の歯科事情ではこのような症例はまれで，"PMTC"という用語が一般的となってきたように，動的治療後のメインテナンスの占める割合が増加しています．

このようななかでは，エアスケーラーは，振動が弱いがゆえに超音波スケーラーより歯根面の性状を手指で触知しやすく，準備も簡単でローコスト，そしてユニットに増設しやすい，という多くの利点をもっています．

表2 超音波スケーラーとエアスケーラーの総合比較

比較項目	超音波スケーラー（US）	エアスケーラー（AS）
① 術者の手指に伝わる歯根面の感覚	ASよりも手指の歯根面に対する触知感覚に乏しい	手指の感覚により近い
② 操作性（事前準備）	ユニット組込み型でない場合は悪い	エアタービンと同様，ワンタッチでできる
③ チップの形状，材質	あまり細いものは使用できない	細いものが使用できる．インプラント用などの細い樹脂性チップが使用できる
④ ブラシを使用できるか？	できない	できる
⑤ パワー	強い	弱い
⑥ 患者さんの不快症状	大きい（パワー調整によって減少できる）	少ない
⑦ 心臓ペースメーカーなどへの影響	あるものがある	なし
⑧ 滅菌器の使用	できないものがある（最近発売されたものはほぼ可能）	できる
⑨ 薬液の注水下での使用	できるものがある	できない
⑩ 価　格	エアスケーラーの1〜1.5倍	エアタービンとほぼ同額

● **超音波スケーラーの一例**（五十音順）

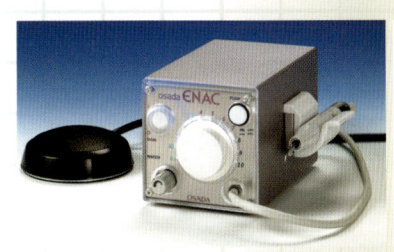

オサダエナック10W（長田電機工業）

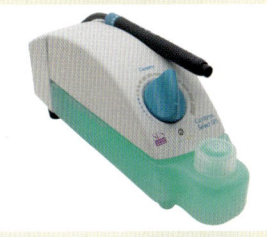

キャビトロンセレクト（SPS）（デンツプライ三金）

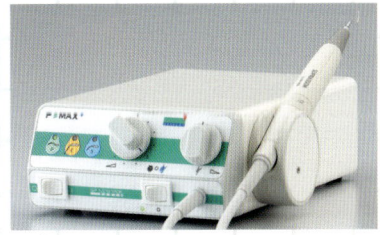

スプラソン P-MAX+（白水貿易）

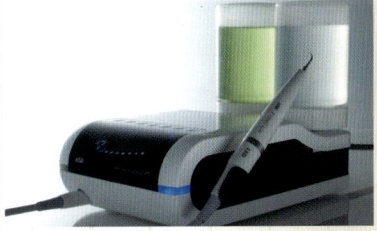

バリオス970（ナカニシ）

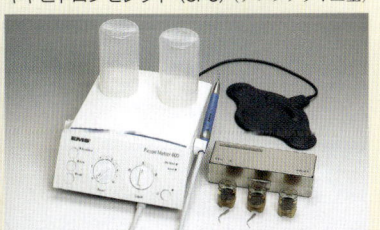

ピエゾンマスター600（松風）

4 | 超音波スケーラーとエアスケーラーの特徴

●手用スケーラーと比較した利点

　超音波スケーラー，エアスケーラーに共通する特徴は，以下のとおりです．

1 ― 手用スケーラーのような力を必要とせず，手用スケーラーのおよそ 1/10 程度のソフトタッチで行える（40〜80 g）
2 ― 歯石除去時間が短縮できる
3 ― 沈着物の除去ができる
4 ― キャビテーション効果によって歯周ポケット内の洗浄ができる
5 ― 出血が少ない
6 ― 取り扱いが簡便で，高度な技術を必要としない，など

●スケーリング，ルートプレーニングの初心者へのアドバイス

　スケーリング，ルートプレーニングの初心者は，まずプラークを染め出した後に超音波スケーラーまたはエアスケーラーで，根面溝（3 ページ参照）や凹面を含めて歯根面のデブライドメントを行えるようにします．その際，なるべく細いチップを使用し，歯肉縁下 4 mm 以内の歯石やプラークも除去してみましょう．これができるようになれば，手用スケーラーによるルートプレーニングへ，よりスムーズに移行できると思います．

＜新人教育の手順＞
1. プラークを染め出した後，ポリッシングブラシで歯肉縁上プラークの除去
2. プラークを染め出した後，超音波スケーラーまたはエアスケーラーで歯肉縁上プラークの除去
3. 歯肉縁上と歯肉縁下 4 mm 以内の歯石を，超音波スケーラーまたはエアスケーラーで除去
4. 手用スケーラーでの SRP

5 | 超音波スケーラーとエアスケーラーのチップの違い

　超音波スケーラーは，エアスケーラーに比べて振動数が高いので，チップも頑丈で太い傾向があります．これに対し，エアスケーラーはその振動数の特徴から，チップは細くて長い傾向があります（KaVo，ペリオチップなど）．しかしながら，昨今の超音波スケーラーは振動数を絞る（低める）機能が備わっているために，エアスケーラーの出力域と差がなくなりつつあります．このために，超音波スケーラーのチップにも繊細なタイプが登場しつつあります．

　なお，歯面清掃用のチップ用ブラシは，エアスケーラーのみ使用できます．

Column 5　振動の"ふし"と"はら"

　振動が最も大きな部分を"はら"，最も振動しない部分を"ふし"といいます．

　野球のバットには，にぎりの部分とマーク部分の2つの"ふし"があります．この部分に球が当たればバットは振動しないため，球はよく飛ぶことになります．この"ふし"からはずれた部分に球が当たれば，バットは振動し，球も飛ばず，手がしびれることもあります．

　バットは"ふし"を利用し，超音波スケーラーとエアスケーラーのチップは，振動の"はら"を利用しているのです．

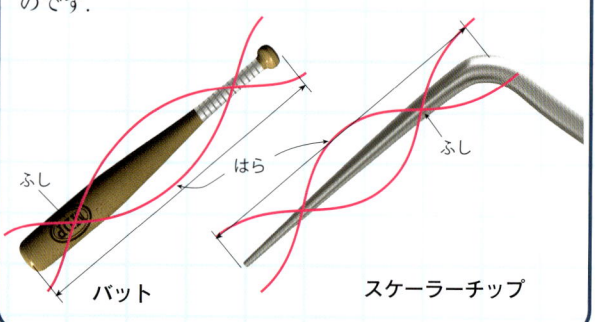

バット　　　　スケーラーチップ

6 チップの当て方

超音波スケーラー，エアスケーラーとも，チップの先端部（1～2 mm）の側面を歯面に当てるのが原則です（図7-a）。先端が歯面から浮くような当て方は，振動のふしとはらの理論（Column 5 参照）からも非効率的です（図7-b）。

図7 エアスケーラーのチップの当て方

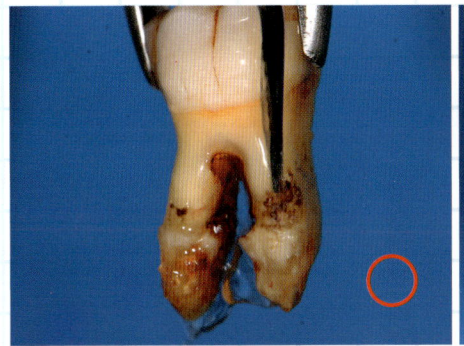

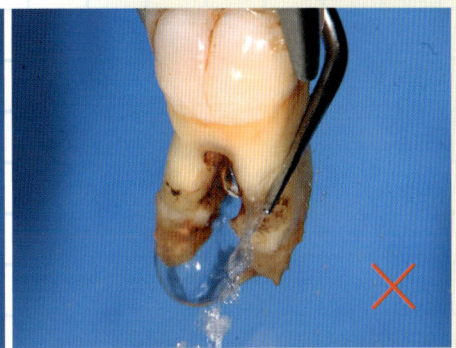

a：チップ先端を歯根面に正しく当てている．
b：チップ先端が浮いており，正しく当てていない．

7 チップのシャープニング

超音波スケーラーとエアスケーラーのチップは消耗品であり，使っていると先端が丸くなって徐々に形態が変わってゆきます．冷却用の水流に変化を及ぼさなければ，刃がついているものに関しては，手用スケーラーと同じくシャープニングできます．しかし，通常のチップは，超音波スケーラーでは先端から約2 mm，エアスケーラーでは約10 mmのところに"ふし"とよばれる振動しない部分があり（Column 5），両者とも実用的には2 mmを越えてシャープニングするのは避けたほうが無難です．チップは研げているのに，歯石除去効果が低くなるからです．

最近では，各社とも交換時期の目安を判定できるチップ検査用カード（図8）を用意しているので，日常臨床でチェックするよう心がけましょう！

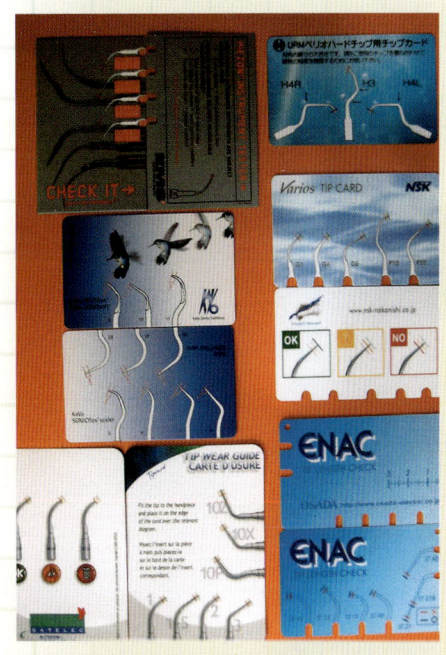

図8 各社のチップ検査用カード
超音波スケーラー，エアスケーラーのチップとも，形態を合わせることによって，各社とも使用限界がすぐわかるようになっている．

8 エアスケーラーや超音波スケーラーのチップの交換時期の目安

メーカー各社で使用限界を示したチップ検査用のカード（**図8**）が用意されている場合は，**図9**のように検査すべきチップをカードに合わせ，その先端が使用限界の印を越えて短くなっていれば交換します．

このカードが用意されていないメーカーの場合は，元の長さから2 mmを超えて短くなっていたら交換の目安とするとよいでしょう．またこの場合は，新しい基準用のチップを用意しておくか，新品のチップの輪郭をなぞった図を残しておく必要があります．

図9　チップの交換時期の目安

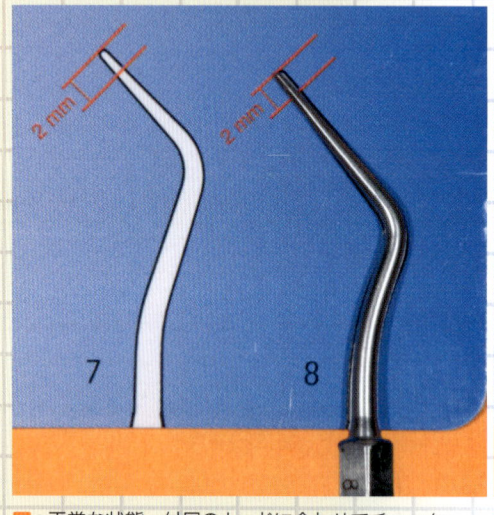

a：正常な状態．付属のカードに合わせてチェックする．

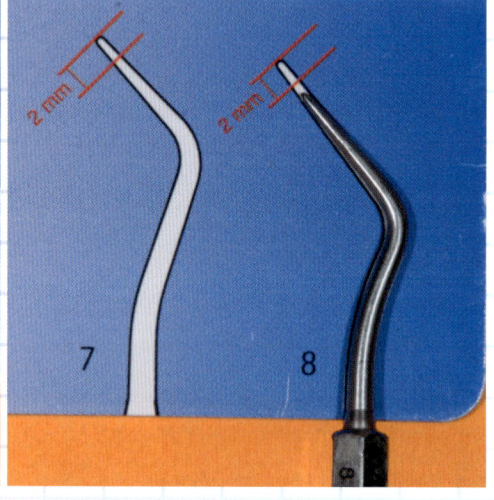

b：使用限界を超えて摩耗した状態

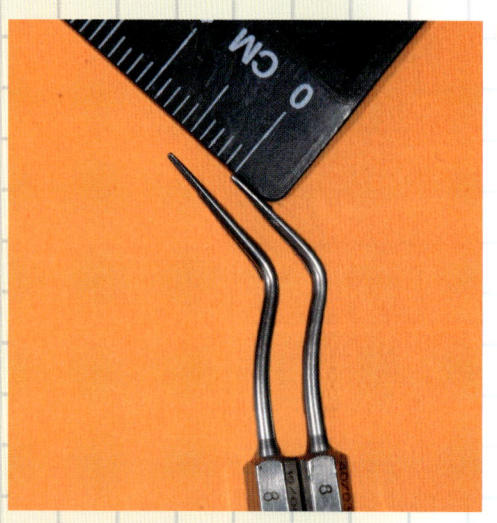

c：専用の検査用カードがない場合は，2 mm以上減ったときを交換の目安とする．

9 手用スケーラーと超音波スケーラー，エアスケーラーの歯石除去効果の比較

　超音波スケーラーは，1950年代の開発当初から手用スケーラーと同等の歯石除去効果が認められていて，歯面への沈着物などは手用スケーラーよりもはるかに効率的に除去できることがわかっています．一方，エアスケーラーも，製品によって違いはあるものの，超音波スケーラーと同様，手用スケーラーとほぼ同等の歯石除去効果があることが知られています．超音波スケーラーも，近年発売されているものは，パワー調整によってエアスケーラーに近い感覚の機種があります．それぞれの利点を知ったうえで，臨床で有効に活用したいものです．

POINT

❶ エアスケーラー（AS）と比べて，超音波スケーラー（US）はパワーが強いので，多量の歯石除去に向いている
❷ 歯根面の触知感覚はエアスケーラーのほうが手用スケーラーにより近い
❸ エアスケーラーはブラシと樹脂性チップ両方を使用できるため，インプラントを含むメインテナンスやPMTCに適している
❹ エアスケーラーは根面性状を触知できるため，初心者が手用スケーラーに移行する過程で使用するにはより適している
❺ 超音波スケーラー，エアスケーラーとも，チップの消耗はつねに専用カードでチェックすることが大切！

参考文献
1) Badersten A et al : Effect of nonsurgical. periodontal therapy. severely advanced periodontitis. *J Clin Periodontol* **11**（1）: 63-76, 1984.
2) AAP : Position paper sonic and ultrasonic scalers in periodontitics. *J Periodontol* **71**（11）: 1792-1801, 2000.
3) 江澤庸博 : 一からわかるクリニカルペリオドントロジー．医歯薬出版，東京，2001.

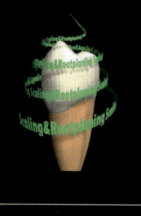

4 手用スケーラーの選択とシャープニング

INTRODUCTION

スケーリングとルートプレーニングは，プラークコントロールとともに歯周治療の基本を成すものです．歯根面のプラークと壊死セメント質を含めた歯石などの沈着物を除去すれば，歯周組織の臨床的な治癒が起こることは，多くの研究や臨床結果から証明されてきました．このような治療のために，超音波スケーラーやエアスケーラーも使用されています．しかし，ルートプレーニングの仕上げに，多くの臨床家や歯科衛生士が，手用スケーラーを用いていることも事実です．これは，手用スケーラーのほうが，歯根面をよりスムーズにできて，その滑沢感を術中に手指で実感できるためでしょう．

そこでここでは，どのような器具，手用スケーラーを選んだらよいか，また，鋭匙型スケーラー（グレーシーキュレット）と鎌型スケーラーの具体的なシャープニング方法とその時期について解説します．

効果的なルートプレーニングに必要な手用器具とは？

1 手用スケーラーの選択

手用スケーラーには，教科書的に
1―鎌型（シックルタイプ）
2―鋭匙型（キュレットタイプ：ユニバーサルタイプ，グレーシータイプ，など）
3―鍬型（ホータイプ）
4―ノミ型（チゼルタイプ）
5―ヤスリ型（ファイルタイプ）
の5種類がありますが，実際の臨床では鋭匙型と鎌型以外のスケーラーはほとんど使われていません．現在ではカタログ上で探すのも難しい状態です．

鋭匙型スケーラーのなかでも，グレーシーキュレットは各社から販売され，もっとも一般的なスケーラーとして臨床に取り入れられています．このキュレットは，1940年代後半，ミシガン大学の歯科医師 Clayton H. Gracey によって，「歯周ポケットが深くても浅くても，歯肉を傷つけることなく痛みも伴わずに，すべての歯科医師が簡単に治療できる」ということを目的に考案されました．Dr. グレーシーが，ヒューフレディ社の創始者ヒューゴ・フリードマン（Hugo Friedman）にそのアイディアを持ちかけ，2人はともに，歯根面から付着物を取り除く14種類の部位特定片頭インスツルメントを開発しました[1]．これが今日のグレーシーキュレットの基礎となっています．

現在ヒューフレディ社から販売されているものは，シャンクの硬さと形態によって違い

があり，本来の11/12，13/14の逆サイドに刃のついたFit 11/12（15/16），Fit 13/14（17/18）というものまでありますが[1]，基本的には，No. 1〜14までの両頭で7本組みのセットです（**図1**）．

各番号で歯面に対する使用部位が決まっていますが，必ずしも7本すべてを揃える必要はなく，このなかから術者の好みによって選択すればよいのです．

図1　グレーシーキュレットの使用部位

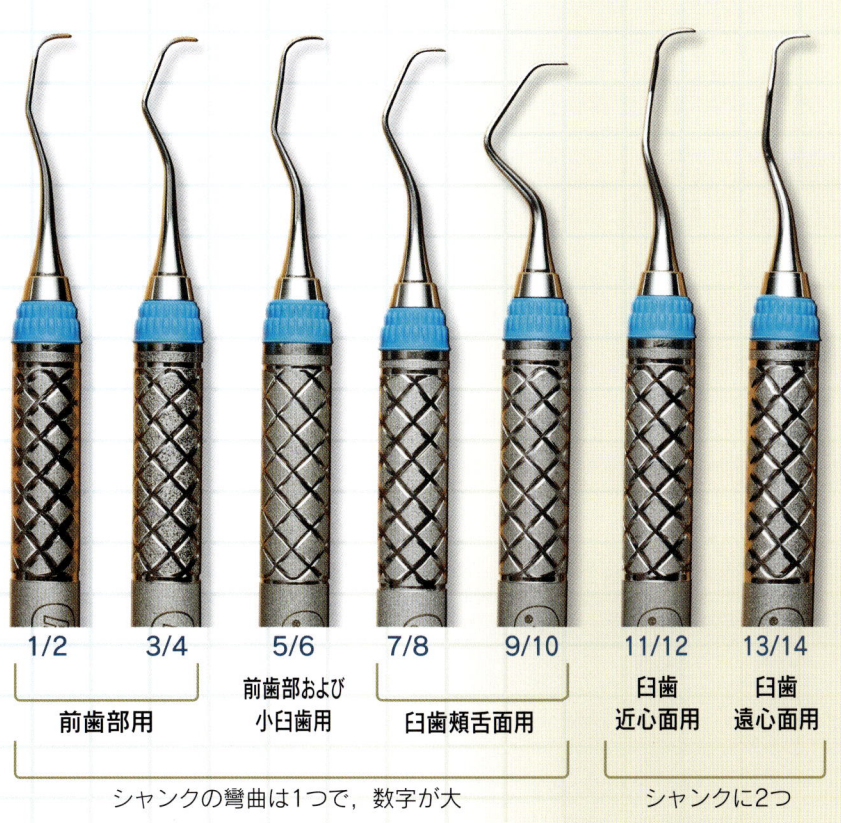

番号	使用部位
1/2, 3/4	前歯部用
5/6	前歯部および小臼歯用
7/8, 9/10	臼歯頰舌面用
11/12	臼歯近心面用
13/14	臼歯遠心面用

シャンクの彎曲は1つで，数字が大きくなるほど曲がりが強くなっている．

シャンクに2つの彎曲がある．

2 スケーラーのお勧めチョイス

　臼歯部近遠心面用の11/12と13/14は除外することができません．筆者の場合は，5/6・7/8で行う前歯・小臼歯の処置も11/12で行っているため，グレーシーキュレットは11/12と13/14の2本のみとして，これに鎌型スケーラー1本とプローブを加えた4本を，12年以上前から歯周治療の基本セットとしています（**図2**）[2]．

　鎌型スケーラーは，先端が尖っているなどの形態的特徴から，歯周ポケット内のルートプレーニングには使用できませんが，下顎前歯隣接面など，歯根が近接していてキュレットタイプが使えない場所には，どうしても必要な器具です．

　実際の臨床では上記の4本のほかに，ミラー，ピンセット，探針などが加わりますので，トレー上には8本のインスツルメントが載っています（**図2**）．器具の種類が増すとトレー内が煩雑になり，治療がスムーズにゆかなくなりますので，前述の4本が，スケーリング，ルートプレーニングを行うために必要最小限の器材と考えています．

　このような理由から，歯根面の触知もプローブで行いますので，歯根面触知用の探針などは特に加えていません．

　ヒューフレディ社のグレーシーキュレットのようにシャンクの硬さに違いがある場合は，スタンダードタイプよりシャンクと刃部がやや太めで，弾力が少ないリジットタイプがお勧めです．理由は，シャンクの太さが不足してしなると歯根面に対する側方圧がかけにくく，シャープニングもしづらいからです．

図2　当院で使用しているトレー内の基本セットとバキューム

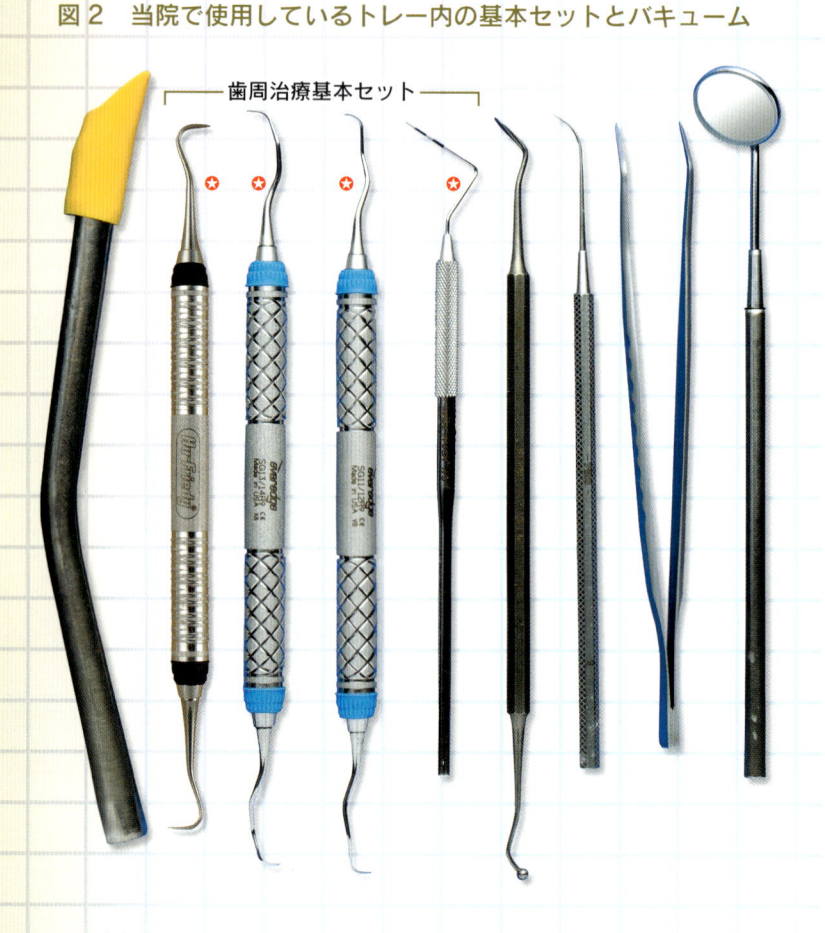

右から，
ミラー，ピンセット，探針，練成充塡器，プローブ（CP11✹），グレーシーキュレット11/12✹，13/14✹，鎌型スケーラー（SH 6/77）✹とバキュームチップ
✹印のものは当院で使用している歯周治療の基本セットで，いずれもヒューフレディ社製

40

図3　キュレット各部の名称（グレーシーキュレット11/12を示す）

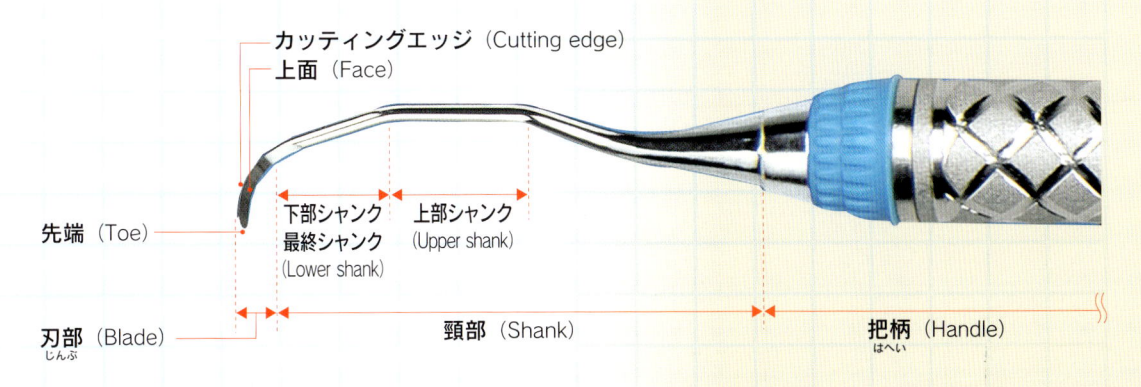

- カッティングエッジ（Cutting edge）
- 上面（Face）
- 先端（Toe）
- 刃部（Blade）
- 下部シャンク 最終シャンク（Lower shank）
- 上部シャンク（Upper shank）
- 頸部（Shank）
- 把柄（Handle）

3 グレーシーキュレットの特徴

ここでは，わが国でもっとも普及し，一般的なグレーシーキュレット（鋭匙型）について解説します．

● オフセットブレードを有する

刃部に一番近い下部シャンク（図3）を歯面に沿わせると，刃部の上面が歯面に対し70°の角度がつくようになっています．この角度のついた刃のことを，"オフセットブレード"といいます（図4）．

● 特　徴

1─それぞれの歯面に対する使用部位が決まっている（図1）．

2─刃部を上から見ると2つの彎曲がある：刃部を上面から見ると，わずかですが刃部全体にカーブがあり，エッジの長さに長短の差があります（図3にキュレット各部の名称を示します）．

3─カッティングエッジは刃部の片側にしかない：下部シャンクを床に垂直にして，刃部の先端を自分に向けて見たときに床側に下がっているほうがカッティングエッジです（図4）．

図4　オフセットブレード

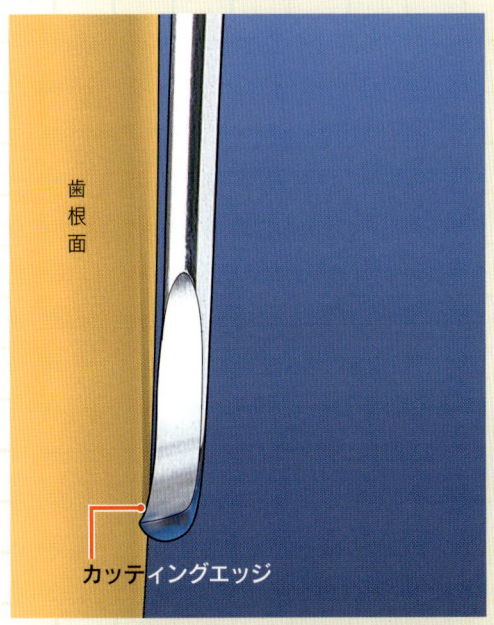

歯根面

カッティングエッジ

下部シャンクを床に垂直にした（根面に沿わせた）とき，刃部上面は歯根面に対して70°の角度となって接するようになる（左側の下がっているほうがカッティングエッジ）．

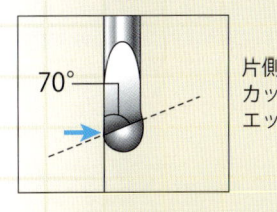

70°　片側のみにカッティングエッジ（→）がある

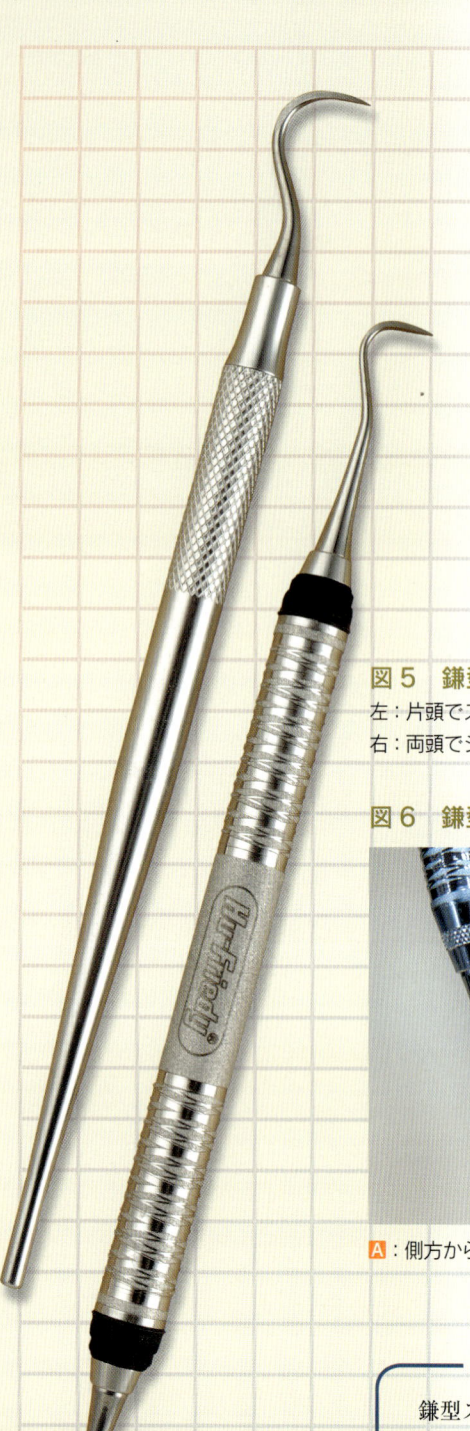

4 鎌型スケーラー（シックルタイプ）の選択

鎌型スケーラーは、「シャンクに角度のついたもの」と「ストレートタイプ」の2種類があります（**図5, 6**）。

「シャンクに角度のついたもの」は作業部位が限定されるため2種類必要になることから、両頭1本か、片頭のスケーラーが2本必要になります。

トレー内のインスツルメント数を少なくする点と操作性の点から、初心者には基本的に片頭でストレートタイプがお勧めでしょう。

図5　鎌型（シックルタイプ）スケーラーの種類
左：片頭でストレートタイプの鎌型（SU 15）
右：両頭でシャンクに角度のついた鎌型（SH 6/77）

図6　鎌型（シックルタイプ）スケーラー

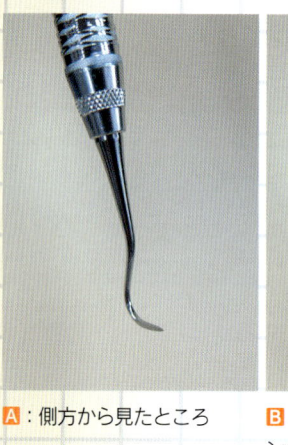

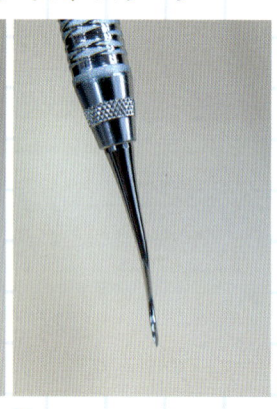

A：側方から見たところ　B：正面から見たところ（シャンクに角度がついている）　C：刃部の断面図

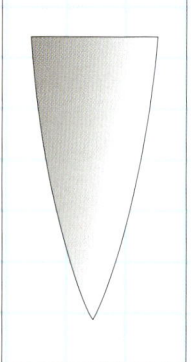

Column 6　鎌型スケーラーの形態別使い分け

鎌型スケーラーは、大きく分類すると、①片頭でシャンクに角度がついていないもの（ストレートタイプ）と角度がついているもの、②両頭でシャンクに角度のついたもの、があります。

この使い分けとしては、①の片頭タイプは刃部のがっちりしたスケーラーであるため、下顎前歯にある大きな歯石の除去などに向いています。②の両頭タイプは刃部が小さめであるため、前歯でも細かい歯肉縁下歯石の除去や、臼歯部のスケーリング、ルートプレーニングに向いています。

42

スケーラーのシャープニング

効率のよいルートプレーニングを行うには，スケーラーがシャープニングできていることが絶対条件です．

刃の鈍ったスケーラーによるルートプレーニングは時間がかかり，歯根面に無用な引っかき傷を形成してしまいます．新品のスケーラーでも，15ストローク程度のルートプレーニングで，カッティングエッジが鈍化することがわかっています[3]．また，よく研磨されたスケーラーによるルートプレーニングは，歯根面をより滑沢にできることが電子顕微鏡像によって明確になっていますので，治療効率の点からも，改めて日々のシャープニングを見直す必要があるでしょう．

1 砥石の選択

砥石には，図7に示すようにいろいろな種類があります．軟らかいとすぐに溝ができて，扱いにくくなります．学校の実習などでは，アーカンサスストーンが採用されていることが多いようですが，目が細かいため，シャープニングしづらく時間がかかります．この石は天然石であるため品質にばらつきがあり，なかなかスケーラーが削れないこともあります．初心者の実習向きではありますが，臨床では効率的とはいえません．

同じ研磨回数なら，人工石であるインディアストーンのミディアムあたりのほうがすぐにシャープになり効率がよいので，当院ではインディアストーンのミディアムを患者さんごとに滅菌して使用しています．

図7 砥石

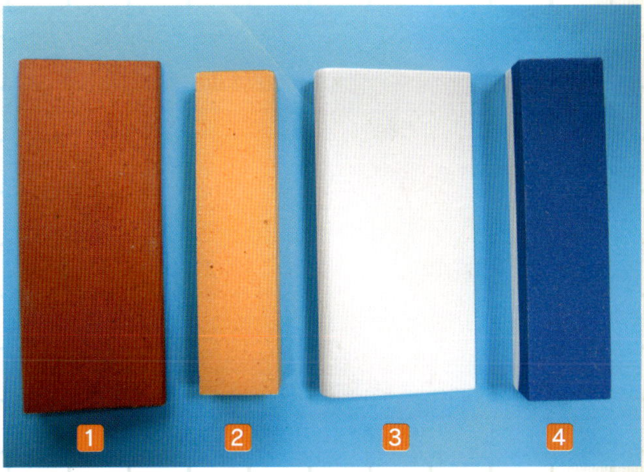

1 インディアストーン（ミディアム）：人工石
2 インディアストーン（ファイン）：人工石
3 アーカンサスストーン：天然石
4 デュアルストーン：人工石

2 | 砥石はシャープニングの前に必ず滅菌しておく!!

砥石（**図7**参照）を滅菌しないと，シャープニングのたびに，汚染された砥石から滅菌されたキュレットへ病原性微生物が媒介される可能性があり，スケーラーを滅菌することの意味がなくなってしまいます．また，砥石を滅菌して熱をかけることで，割れやすくなったりしたと感じたことはありません．そういった意味で，メーカーより「オートクレーブ」滅菌不可となっている砥石については，臨床での使用はお勧めできません．

現代の歯科事情において，私たちは，これまで通例とされてきたことや教科書に掲載されていることのなかで，そのままでは通用しなくなっていることが増えつつあることに気づかなければなりません．特に，現代の感染防護対策としての滅菌事情の変遷は重要です．スケーラーは滅菌しても，砥石を滅菌せずにアルコール綿で拭うだけでは，治療をすることで，私たちが患者さんに病原性微生物を感染させてしまう可能性もあるのです．電動のシャープニングマシンを使用する場合は，特に砥石の交換のしやすさを考えて購入する必要があります．

3 | シャープニング時砥石には「オイル」を使ったほうがよい？

砥石の使用時にはシャープニング用オイルの使用が推奨されていますが，種類によっては，オイルなしでもシャープニング可能です．当院では，インディアストーンを使用していますが，オイルは砥石についた黒褐色の金属粉をスラッジ状（泥状）としてガーゼで拭き取ることに使用しています（**図8**）．

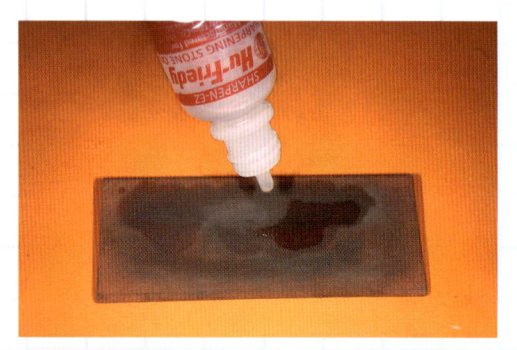

1：オイルを滴下する．

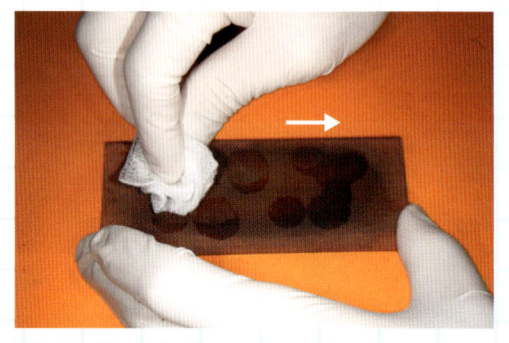

2：ガーゼでぬぐい取る．

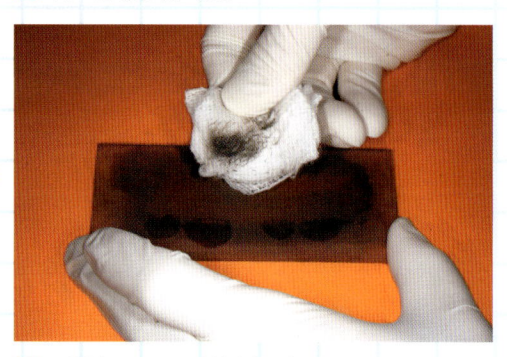

3：砥石上のスラッジが除去されている．

図8 砥石に付着した金属粉の除去
シャープニングオイルでスラッジ状とし，ガーゼにより除去している．

4 シャープニングの原則

1 ― 研磨すべきスケーラー本来の形を把握していること：同じ鋭匙型スケーラー（グレーシータイプ）でも，各社それぞれ刃の厚さや断面形態に差があるので，本来の形態を三次元的に熟知していることが重要です．元の形を知らなければ，これに近づけるようなシャープニングは望めません．

2 ― カッティングエッジの位置を理解していること：特にグレーシーキュレットは，刃部の片側にしか刃がないので，カッティングエッジを間違えないようにすることが重要です．なかでも，13/14は，フェイス側から見て歯を抱えるように見える側には刃はなく，刃部の位置を誤解しやすいので十分な注意が必要です（図9－**1**，**2**）．その見分け方は，前述のとおり，下部シャンクを床に垂直にして，刃の先端を自分に向けて持ったとき，床側に下がっている側がカッティングエッジです．

3 ― 鈍くなった部分だけでなく，刃部全体を，三次元的に元の形態と相似形となるようにシャープニングすること：一部のみを研磨し続けると，鋭匙型が鎌型になってしまうこともあるので，全体を考えてシャープニングします（図9－**3**，**4**）．

図9　シャープニングの原則
〔写真はすべてフェイス側から見ている〕

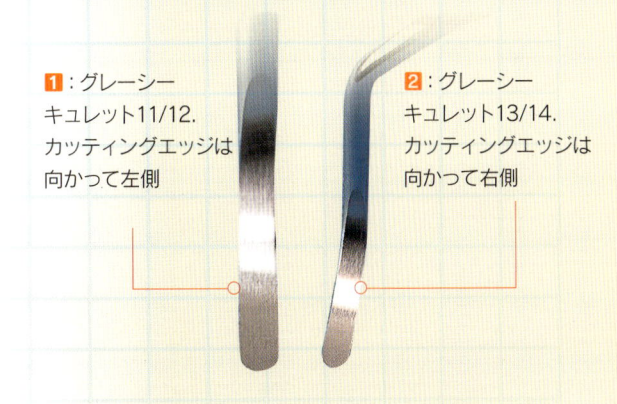

1：グレーシーキュレット11/12．カッティングエッジは向かって左側

2：グレーシーキュレット13/14．カッティングエッジは向かって右側

3：間違ったシャープニングにより鋭匙型が鎌型になった例

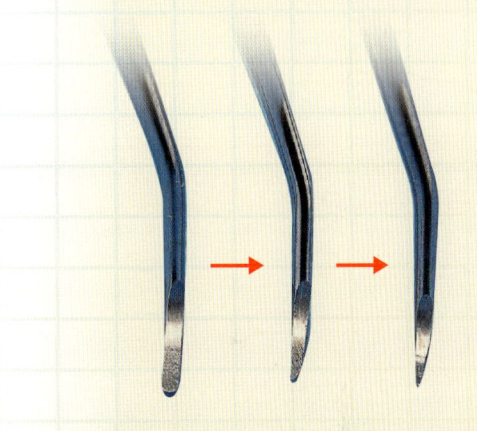

4：正しくシャープニングされている鋭匙型スケーラー（グレーシーキュレット）

大　　中　　小

Column 7　正しいシャープニングとは

　新品のグレーシーキュレット（ヒューフレディ社）の刃部の幅は，約1mmあります．これを，鈍くなった部分だけでなく，三次元的に刃部全体を相似形にシャープニングしてゆくのが理想です．使用している先端1/3のみを研磨し続ければ"鎌型"になってしまいます（図9－**3**参照）．
　キュレットは，基本的には大（新品かそれに近い形），中，小の3形態を揃えておくようにすれば，たいていの症例や状況に対応できると考えます（図9－**4**参照）．

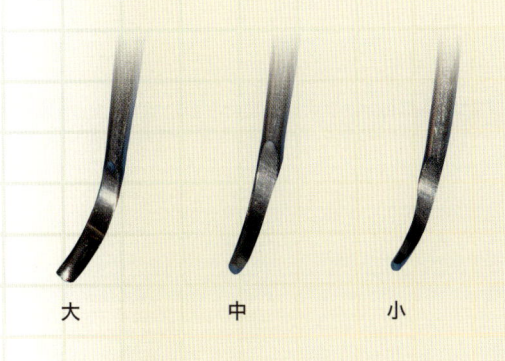

図10　ワイヤーエッジ

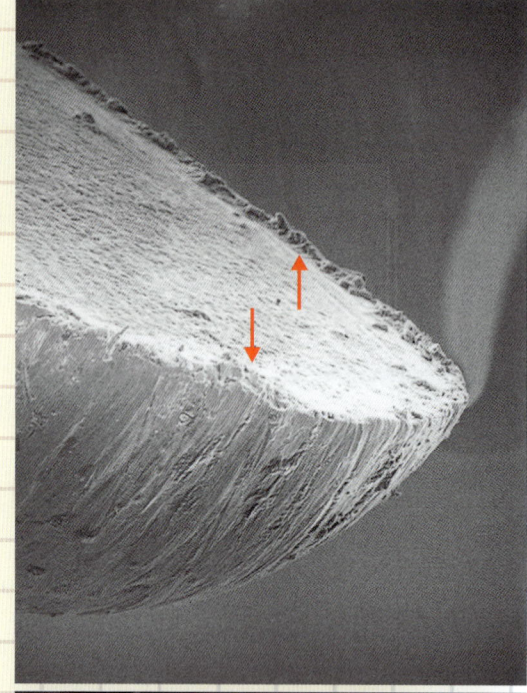

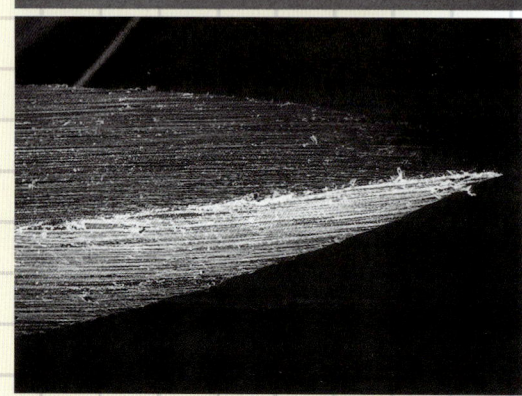

フェイスからめくれ上がる金属のバリを"ワイヤーエッジ"という．

4─ワイヤーエッジを作らないようにする：
"ワイヤーエッジ"といわれる金属の突出物（**図10**）がなるべくできないように，最終の研磨ストロークは砥石を下方向へ動かして，その部分のシャープニングを終わらせます．

5─リズミカルで規則的な，長い動きによって研磨する：火打ち石を打ち合わせるような短いストロークでは研磨面が安定しないので，「キィー，キィー」という長いストロークで，落ち着いたリズミカルな動きでシャープニングします．リズミカルな音は，研磨面に対する砥石の安定した接触状態を表しています．

　慣れてくると，シャープニングしている刃部を直接見なくても，音を聞いただけでどの程度のシャープニングができているか，その結果を判断できるようになります．

6─スケーラーに加える側方圧を適切にする：スケーラーが元の形から大きく崩れている場合は，砥石の側方圧をしっかりかけて，ある程度力強くシャープニングしますが，もう少しで研ぎ終わるようであれば，スケーラーへの側方圧を緩めて穏やかに研磨し，仕上げます．

7─患者さんごとの滅菌が容易であること

8─安価で簡単な方法であること：上記の条件を満足する器材と方法は，シャープニングマシンを使うのではなく，インディアストーンを患者さんごとに滅菌して手指でシャープニングするのが基本ということになります．

効果的なシャープニング方法とその時期

1 スケーラーの上面と側面ではどちらが効果的にシャープニングできるのか？

　スケーラーのシャープニングには，研磨する面によって2つの方法があります．1つは，刃部の上面（フェイス）を研磨する方法であり，もう一方は側面（lateral surface）を研磨する方法です．

　図11に示すように，鈍くなったカッティングエッジを鋭くするためには，上面より側面を研磨するほうが削除量が少なく，効率がよいのです[4]．

　実際に上面を研磨するのは，技術的に難しく操作が煩雑です．実験的にも，鋭匙型スケーラーの場合，上面を回転器具などで研磨するよりも，側面を手に持った砥石で研磨するほうが，より鋭利なエッジが作れることがわかっています．

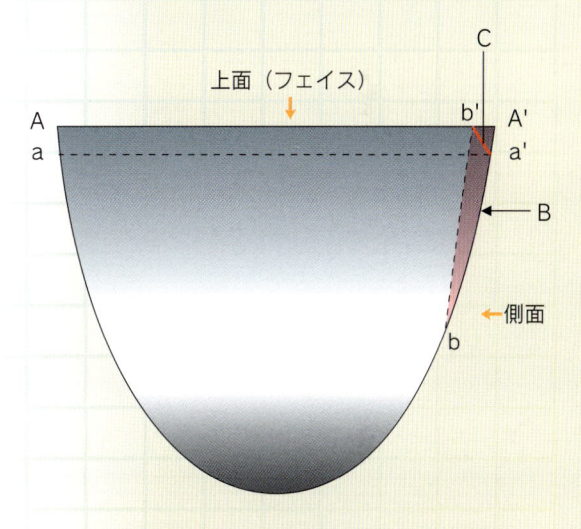

図11　グレーシーキュレット（鋭匙型スケーラー）の刃部の断面図
元々のA'のカッティングエッジに，ベベル状の鈍な面であるC（a'–b'）ができた状態．
　上面の研磨はa–a'ラインまで削り込まなくてはならないため，側面の研磨ラインであるb–b'までのほうが削除量が少なく，効果的である[4]．

2　鋭匙型スケーラー（グレーシーキュレット）のシャープニング

1─グレーシーキュレットを左手（利き腕と反対側の手）で**図12**-**1**～**3**のようにしっかりと持ちます．このとき親指と人差し指は，キュレットを回転できるようにして持ちます．

2─砥石は長辺を持ちます（**図11**）．辺の短いほうを持つと，砥石をよりこねる動きとなるため，刃部の彎曲した形態に沿わせやすいように長辺を持つようにします．

※すでに自分のやり方が確立されている方は，あえて変更する必要はありません．この手順は，あくまでこれからやってみようとする方のためのものです．

3─キュレットの刃部の上面（フェイス）を床と平行にします．このとき，最終シャンクは11時の位置となるので，砥石はおよそ1時の位置となります（**図13**）．

4─キュレットの断面に対する砥石の位置は，**図12**-**3**の位置から始めて，砥石がカッティングエッジにできるだけ長く当たるよう，砥石を広く使った動きを心がけます．

図12　グレーシーキュレットのシャープニング①（上から見たところ）

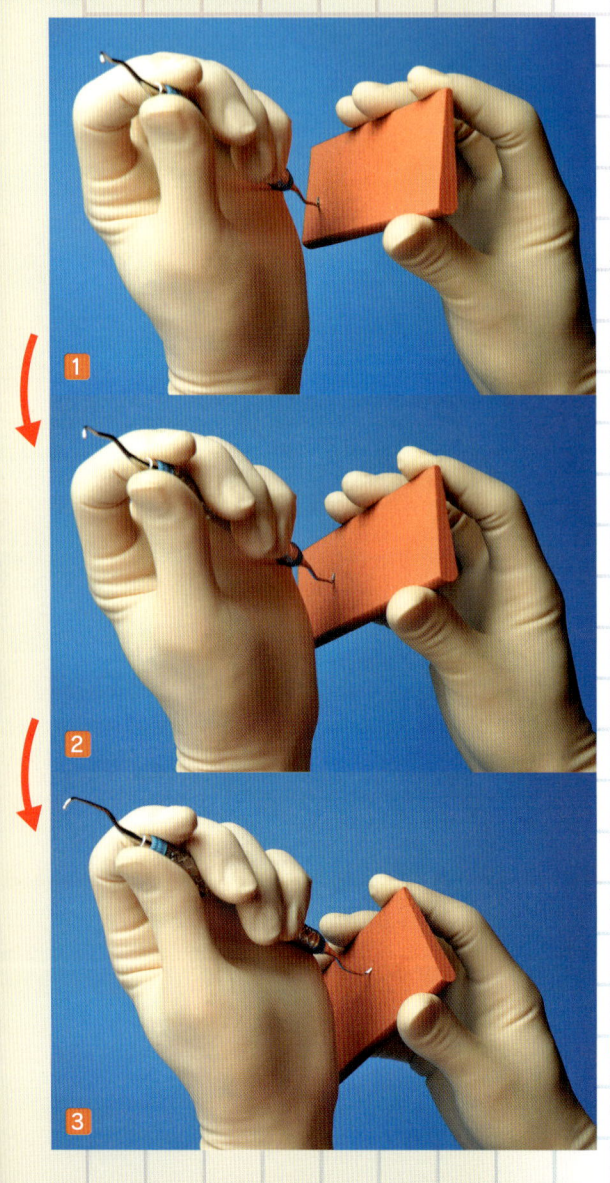

図13　グレーシーキュレットと砥石の動かし方
上面（フェイス）を床に平行にして，最終シャンクは11時，砥石は1時方向をイメージして位置決めし，ここから矢印方向へダウンストロークを重点にしてシャープニングする．

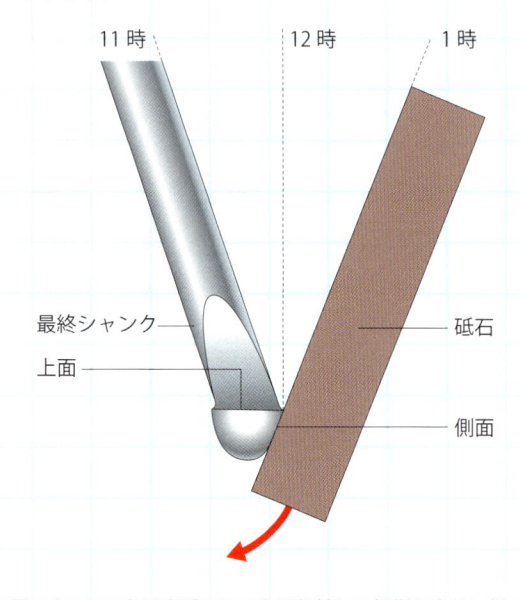

1～**3**：キュレットは左手でしっかり保持し，親指と人差し指で回転できるようにする．この動作をすることによって砥石がキュレットの先端を越えることができる．砥石は長辺を持ち，カッティングエッジの彎曲に沿って動かせるようにする．

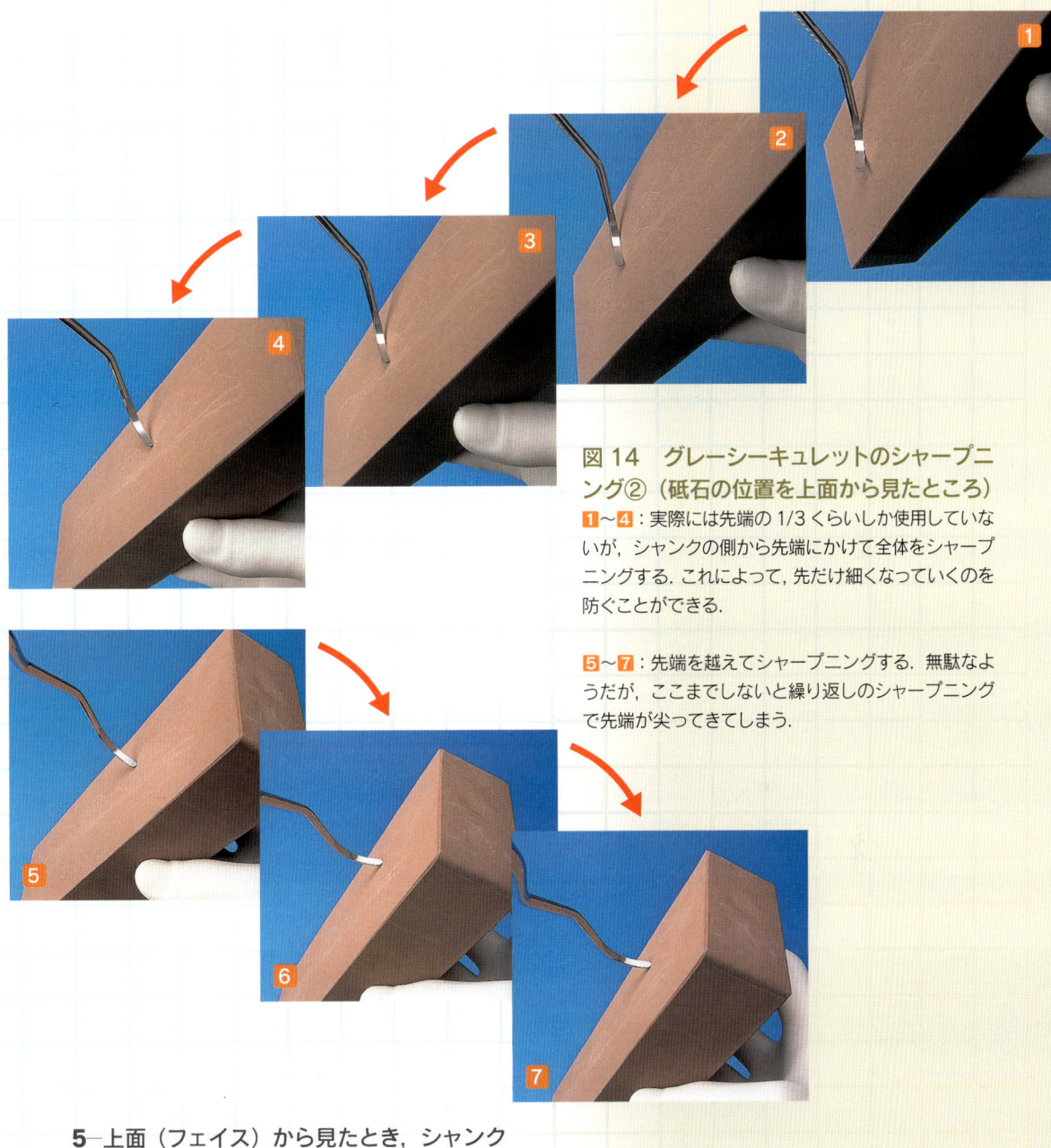

図14 グレーシーキュレットのシャープニング②（砥石の位置を上面から見たところ）

1～4：実際には先端の1/3くらいしか使用していないが，シャンクの側から先端にかけて全体をシャープニングする．これによって，先だけ細くなっていくのを防ぐことができる．

5～7：先端を越えてシャープニングする．無駄なようだが，ここまでしないと繰り返しのシャープニングで先端が尖ってきてしまう．

5―上面（フェイス）から見たとき，シャンク側から先端に向けて，少しずつ砥石の位置を変えながら，先端を越えた部分までシャープニングします（**図14**-**1**～**7**）．このとき，砥石の位置をずらしながら，左手のキュレットは親指と人差し指の間で回転させ，砥石が先端を越えるようにします．先端を越えてシャープニングしないと，鋭匙型の先が尖って鎌型になってしまいます（**図9**-**3**参照）．

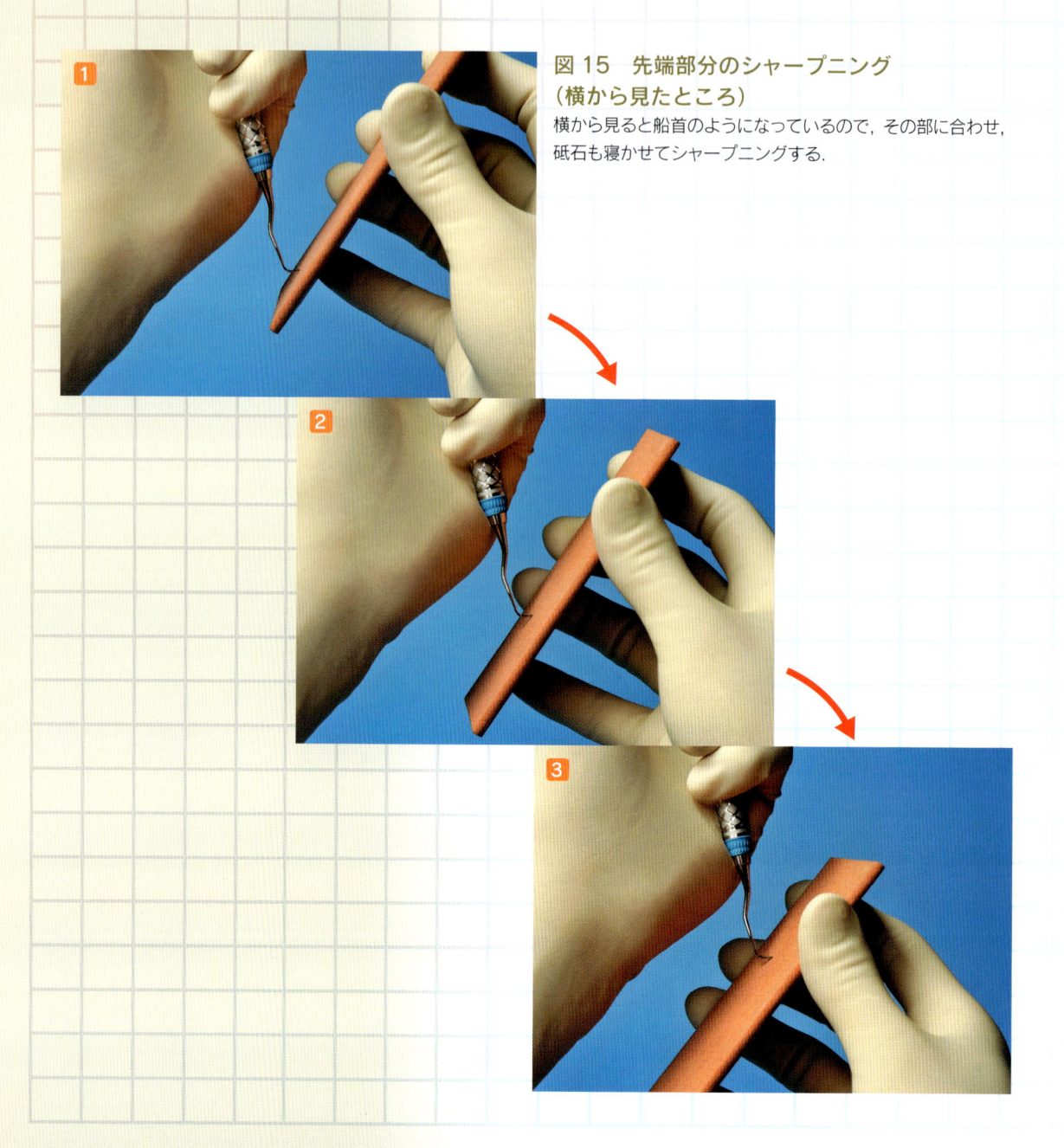

6―先端の部分は，横から見ると船首のようになっているので，その部分は砥石を寝かせて元の形態になるようシャープニングします（図15-**1**〜**3**）．

図15　先端部分のシャープニング（横から見たところ）
横から見ると船首のようになっているので，その部に合わせ，砥石も寝かせてシャープニングする．

④ 手用スケーラーの選択とシャープニング

3 鎌型スケーラー（シックルタイプ）のシャープニング

鎌型スケーラーのシャープニングは鋭匙型とは異なり，その断面が三角形なので，カッティングエッジを直線的に研磨する必要があります（**図16**）．このため，教科書的にはスケーラーをテーブルに固定し，しっかり保持させる方法なども紹介されています．しかしこの方法は，滅菌された器具を扱う現代の診療体制には馴染まない方法です．そこで具体的には，次のような方法でシャープニングを行います．

1─砥石は滅菌後，半分めくった滅菌袋を下に敷いて机の上に置き，指は砥石以外に触れないようにしながら固定します（**図17**）．

2─鎌型スケーラーを右手（利き腕）で持って砥石上に寝かせ，エッジの角度を確認しつつ，手前に引きます．このとき，なるべく大きいストロークで砥石を広く使い，シャンク側から先端に向かって，連続的に角度を変えて引きながら，側方圧をかけて研磨します．

3─角度の調整は，右手の薬指と小指をガイドとして，スケーラーを持った3指とガイド役の2指の成す角度によって行います（**図17**-**1**〜**3**）．

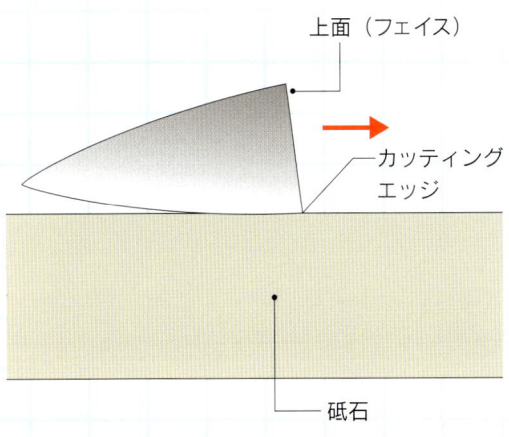

図16 鎌型スケーラーと砥石の動かし方
断面が三角形なのでカッティングエッジをほぼ直線的に研磨する．

図17 鎌型スケーラーのシャープニング
1〜**3**：滅菌袋を半分めくった砥石をテーブルの上に置いて，スケーラーのほうを引きながらシャープニングする．
　砥石とスケーラーの接触部位は，シャンク側から先端に移動するように角度を変えながら引き込む．右手の薬指と小指は，角度に対するガイドの役目をしている．

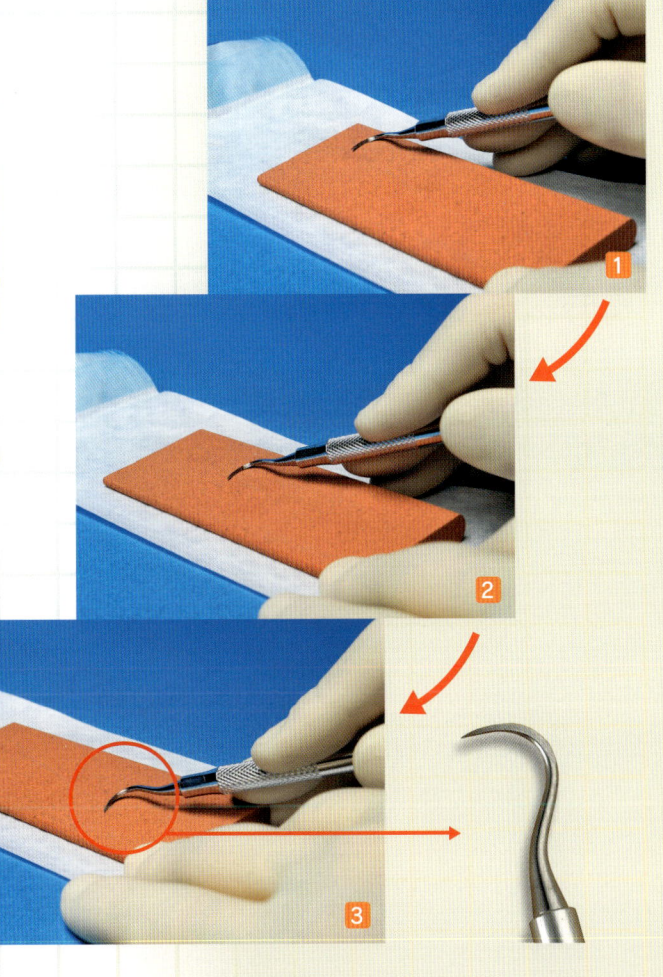

4 シャープニングの必要時期はどう判断するの？

15ストローク程度のルートプレーニングでもカッティングエッジが鈍化し始めるので，ルートプレーニング時には刃部の鋭さのチェックとシャープニングを頻繁に行うことが必要です．

シャープニングの必要時期の判断について，96人の歯科医師に調査したデータによれば[5]，以下の順になっています．

1-インスツルメンテーション時の感触（42％）

2-インスツルメンテーション時の感触＋爪法（フィンガーネイルテスト）（34％）

3-フィンガーネイルテストのみ（13％）

4-インスツルメンテーション時の感触＋光法（光の反射による方法）（6％）

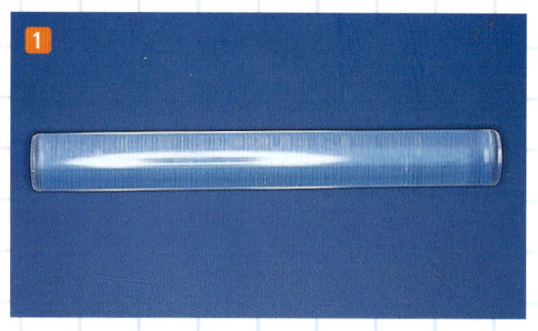

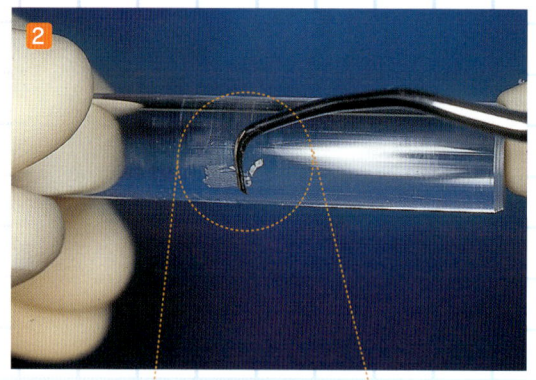

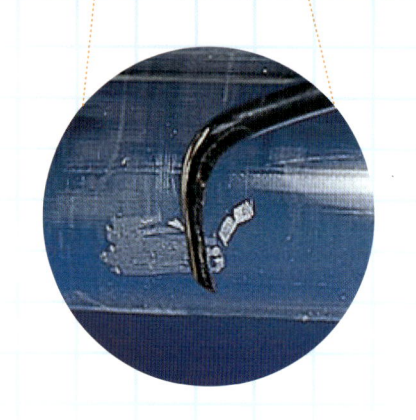

5-光の反射による方法のみ（5％）

●テストスティックによる判定とは

指の爪を歯根面に見立てて，カッティングエッジのシャープさを見分ける方法ですが，診療中はグローブをつけていたり，また衛生的な観点からも，近年では爪でのテストは行わなくなっています．このため，プラスチックのテストスティックが販売されています．

テストスティックにルートプレーニングするようにスケーラーを当てて引いたとき，シャープニングができていれば，**図18**に示すように，刃部のカッティングエッジがスティックにかみ込んで表面が削れます．引きすぎるとそれだけでエッジを鈍化させるので，かみ込みを確認するだけで十分です．

図18　テストスティック
1：テストスティック
2：テストスティックでスケーラーのシャープニングを評価している．実際にはスケーラーのかみ込みを確認するだけでよい．

図19 光の反射によるテスト

1：よくシャープニングされたキュレット．カッティングエッジが鋭く，光の反射は見えない．

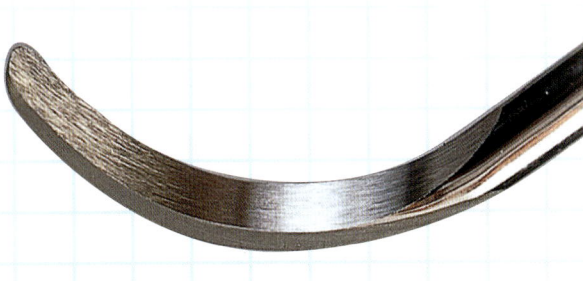

2：カッティングエッジが鈍化したもの．面状のベベルがあるので，光を反射し，一筋の光のラインが認められる（→）．

●光の反射による方法

Light reflection test（ライトリフレクションテスト）またはBright line testなどとよばれる方法です．よくシャープニングされたカッティングエッジは，刃部の上面（フェイス）と側面がひと続きのラインとなっているので，この部分は光を反射しません（**図19-1**）．しかし，このラインが鈍化して面状のベベルができると，この面に光を反射するようになります（**図19-2**）．

光の反射による方法のほうが，他の方法より鋭敏であるともいわれていますが，この方法は電子顕微鏡像による判定と一致せず，テストスティックのほうがよい，とする報告もあります．

筆者は，インスツルメンテーション中の感触とライトリフレクションテストを併用して，シャープニングの時期および仕上がり度の判定を行っています．

POINT

❶ 鎌型スケーラーは前歯隣接面の処置に必要！
❷ グレーシーキュレットは11/12，13/14の2本で全顎に対応できるケースが多い
❸ スケーラーのシャンクが細いと，ルートプレーニングやシャープニングのときにしなるので，硬性のあるもの（リジットタイプ）がお勧め
❹ スケーラーのシャープニングは滅菌した砥石で，手指で行うのが基本！
❺ スケーラーは，鋭匙型，鎌型ともに側面をシャープニングする！
❻ 鋭匙型のシャープニングでは，必ず先端を越えて砥石を動かし，先端が尖らないように研磨する
❼ 鎌型スケーラーは，砥石をテーブルの上に置いて，スケーラー側を動かして研磨する
❽ スケーラーのシャープニング時期は，インスツルメンテーション時の感覚と光の反射による方法などで判断するとよい！

参考文献

1) ヒューフレディ総合カタログC20：ヒューフレディ・ジャパン株式会社，2008．
2) 江澤庸博，及川公子，江澤眞恵，新居田ひとみ：スケーリングとルートプレーニング 1．スケーラーの選択とスケーリング．ルートプレーニングの原則．日本歯科評論 **654**：159-170，1997．
3) Tal H et al：Scannlg electron microscope evaluation of wear of stainless steel and high carbon steel curettes. J Periodontol **60**（6）：320-324, 1989.
4) Paquette OE, Levin MP：The sharpening of scaling instruments：I. An examination of principles. J Periodontol **48**（3）：163-168, 1977.
5) 酒匂尚夫：スケーラーのシャープニングに関する研究―シャープニングの必要時期および完了時期の臨床的判定法の検討．日大歯学 **64**（3）：362-372，1990．

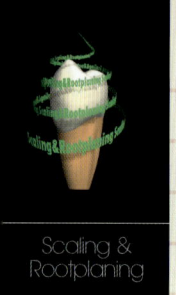

5 スケーリング，ルートプレーニング

INTRODUCTION　1～4章ではスケーリング，ルートプレーニングを行うための基礎的な内容を解説しましたが，いよいよその具体的方法について解説します．ここでは，「手用スケーラーの基本動作」と，「スケーラーの使用部位とポジショニング」について解説してゆきます．

手用スケーラーの基本動作

1 スケーリングとルートプレーニングはどこが違う？

　スケーリングは，歯肉縁上・縁下を問わず「歯面からプラークと歯石を除去すること」をいい，歯根面を構成するセメント質などは除去しません．これに対し，ルートプレーニングは，「歯根面に沈着した歯石や壊死セメント質などを除去し，滑沢でクリーンな歯面を作り出すこと」をいいます[1]．

　しかし，臨床上スケーリングとルートプレーニングは厳密には区別できず，一連の動作のなかにあるので，スケーリングができていなければルートプレーニング（歯根面の滑沢化）は望みようがありません．

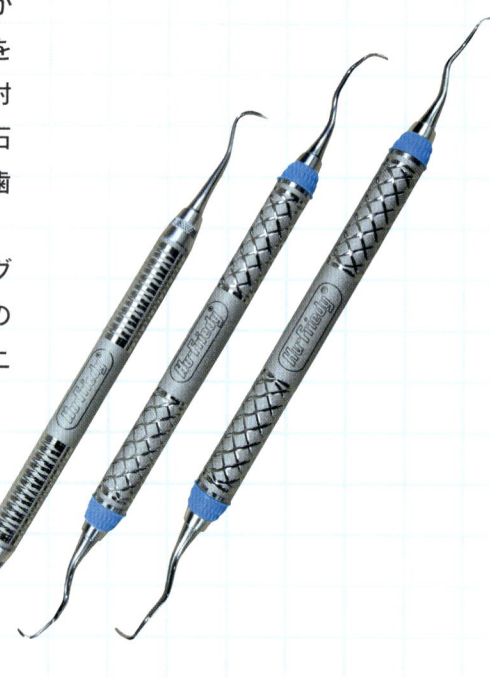

2 鋭匙型スケーラー(グレーシータイプ)によるスケーリングとルートプレーニングの原則

●ルートプレーニングを行うにあたって

1─プロービングデプスにより局所麻酔が必要になることがある：プロービングデプス（歯周ポケットの深さ）が 3 mm を超える場合は，局所麻酔が必要になることがあります．

2─患歯の形態を熟知している：特に，臼歯部歯根面には陥凹が高頻度に認められる（5～7 ページ参照）ため，その形態をよく知っていることが必要です．

3─沈着物の触知と歯根面の滑沢化の見極めができる：プローブなどで歯根面の沈着物を明確に触知でき，歯根面が滑沢になったかを見極める能力が必要です．

　歯根面の触知に探針を推奨している書籍もありますが，当院ではプローブで行っています．その理由は，歯周ポケット内での触知は，器具の先端を直角に当てて行うのは物理的にほぼ困難で，そのほとんどは先端のすこし脇で行うため，探針でなくてもプローブで十分触知が可能であると考えているからです．

　プローブであれば周囲組織を傷つけずに探知ができるとともに，トレー内の器材数を最小限におさえることもできます（40 ページ参照）．

4─グレーシーキュレットのカッティングエッジを把握している：グレーシーキュレットの，刃部のある側（カッティングエッジ）を明確に把握すること（刃のついている側がわかっていること）が必要です．

●ルートプレーニングの実際

1─グリップは，ペングリップ（執筆状；図 1-**1**）に中指を添えたモディファイドペングリップ（執筆状変法；図 1-**2**）とすることで，しっかり把持できます．

2─レストは，原則的に患歯の近くの硬組織に求めます．

3─特に上顎左側の臼歯部近遠心面を行うような場合など，利き手（右手）だけではレストを求めることが困難な場合（図 2-**1**）には，図 2-**2**に示すようにもう一方の手（左手）でレストを補い，左右の手を連動させてルートプレーニングします．

4─スケーラーは指先だけで動かさず，なるべくレストを中心とした腕全体の動きで行います．そうすることで，手指の疲労を最小限におさえることができます．

5─片手だけでのスケーラー操作が不安定な大臼歯などでは，もう一方の手指（左手指）を添えて，歯面に対してスケーラーの側方圧をしっかりかけるようにします（図 3）．

6─スケーラーの先端 1/3 を，歯面からつねに離さないようにします．

7─スケーラーは歯軸方向のみではなく，横や斜めなどの引き回す方向にも動かし，多方向から歯根面をルートプレーニングします（図 4，5）．

8─スケーラーのストローク操作は，つねに刃部の先端 1/3 を歯軸に絡めるように動かします（図 6）．

9─"回外運動"（図 7）となるように，術者のシートポジションと患者さんの頭の位置を変えます（詳細は 61 ページ参照）．腕を内側に回す"回内運動"は，力が入らず作業効率が悪くなります（Column 8 参照）．

10─スケーラーは，頻繁にシャープニングします（52 ページ参照）．

図1　スケーラーの持ち方

通常は，ペングリップ（**1**）に中指を添えて，グリップをより強固にした状態（**2**）で行う．

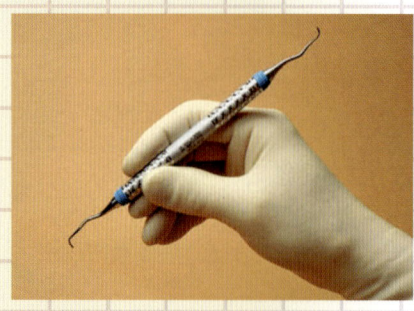

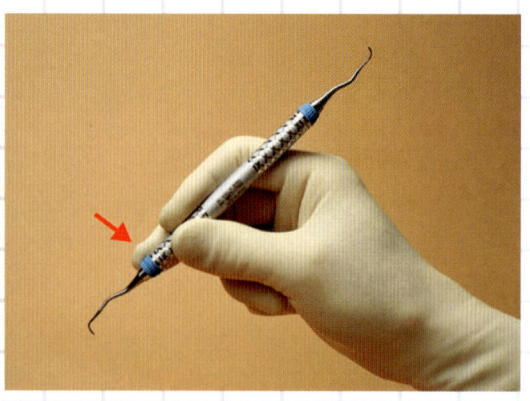

1 ペングリップ　　　　　　　　　　**2** モディファイドペングリップ（執筆状変法）

図2　片手でのスケーラー操作が難しい場合のレストの補い方

上顎左側の臼歯部近遠心面は，片手（利き手）だけのレストでは難しいので，もう一方の手でレストを補い，左右の手の動きを連動させてスケーラーを動かす．

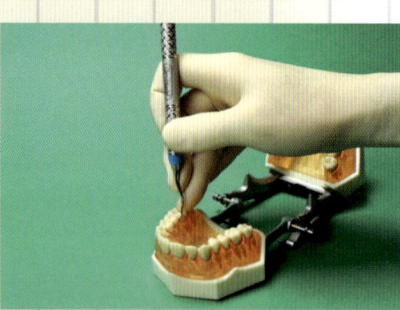

1：片手によるレストでのスケーラー操作．　　**2**：両手によるスケーラー操作
実質的にはこのレストは難しい．

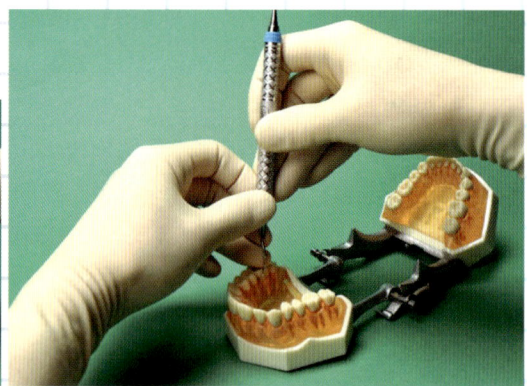

図3　臼歯部におけるスケーリング・ルートプレーニング

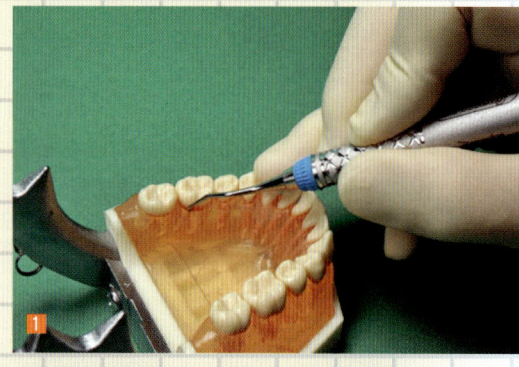

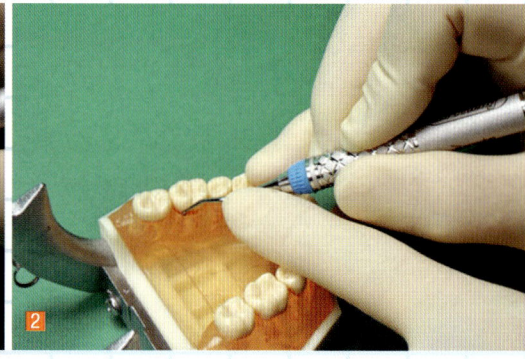

上下顎大臼歯の舌・口蓋側など，患歯からレストが遠くならざるをえない部位（**1**）は，もう一方の手指（左手指）を添えて側方圧がしっかりかかるように心がける（**2**）．

5 スケーリング，ルートプレーニング

図4 スケーラーの歯軸方向への動き
歯軸方向への一般的なスケーラーのストローク．この方向のみだと歯石の取り残しが多くなる可能性が高い．

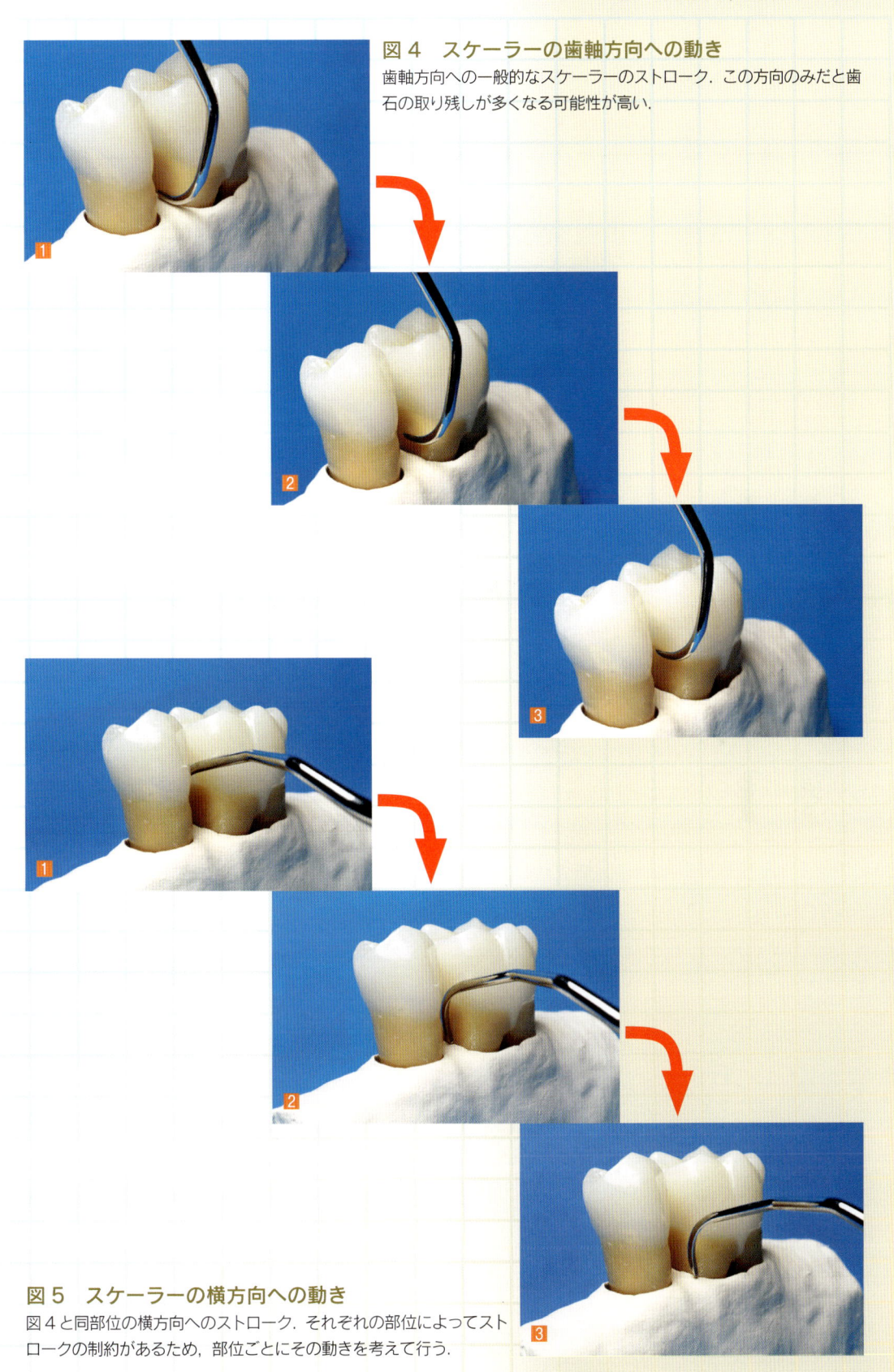

図5 スケーラーの横方向への動き
図4と同部位の横方向へのストローク．それぞれの部位によってストロークの制約があるため，部位ごとにその動きを考えて行う．

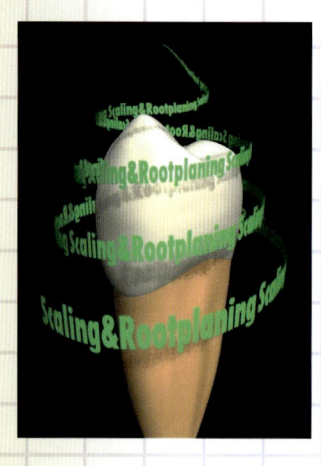

図6 スケーラーのストローク操作のイメージ
このようなイメージを頭に入れ，刃部の先端1/3を歯軸に絡めるように動かす．

図7 回外運動によるスケーリング・ルートプレーニング（右側前歯近心面や左側前歯遠心面）

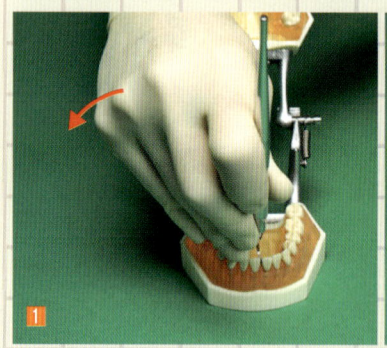

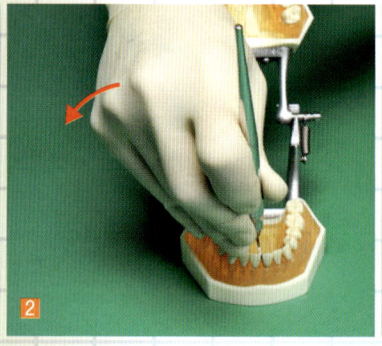

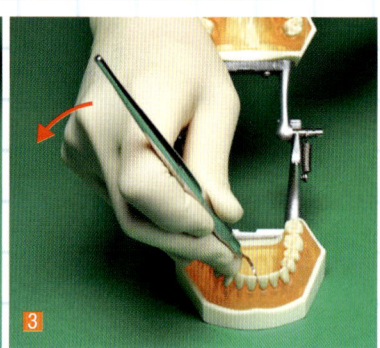

1～3：12時のポジションにおける回外運動（前腕を外側にひねる運動）による下顎前歯部への器具操作

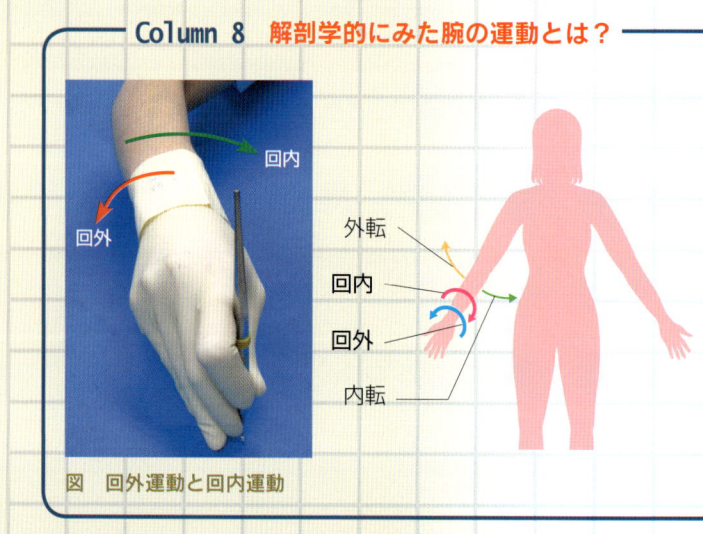

Column 8　解剖学的にみた腕の運動とは？

図　回外運動と回内運動

"回外"とは腕を外側にひねる動きで，"回内"はその逆に腕を内側にひねる動きです．"回外運動"は上腕二頭筋を使う動きなので，"回内運動"に比べて強力な力を発生せることができます．このような理由から，スケーリング，ルートプレーニングをより確実に行うためには「回外運動」が適しているのです．
　なお，"外転"は気をつけの状態の位置から横方向に手を上げてゆく動きで，"内転"はその逆です．

3 鎌型スケーラー(シックルタイプ)によるスケーリングとルートプレーニングの注意点

1─鎌型スケーラーは先端が尖がっているため,鋭匙型スケーラー(グレーシータイプ)のように先端部を歯周ポケット内に入れて引き回すような操作はできません.ほとんどの動きが,歯軸方向への動きとなります.

2─歯根側から歯冠側にスケーラーを動かすとき,コンタクトポイントを避けて動かします.この動きをしないと,スケーラーでコンタクト部分を引っかけて,患者さんに不快な思いをさせてしまいます(**図8**).

3─鋭匙型スケーラーと同様に,その動作の基本は回外運動で行います.

4─鎌型スケーラー(**図9**)は両側面に刃部があるので,シャープニングも両側面を行います.

4 スケーラー使用時の注意点

1─スケーリング,ルートプレーニング中には,鎌型,鋭匙型スケーラーとも先端(トゥ)は横か下を向くことが多いのですが,先端が歯冠方向を向く使用法はありません.

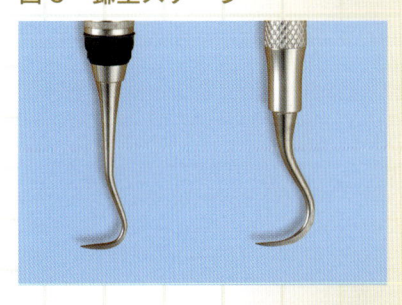

2─スケーラーの使用時はかなり強い力が入ることがありますが,歯石を除去した後はスケーラーの動きはつねにコントロールされた状態にあり,先端が飛ぶような動き(力がコントロールできていない状態)があってはなりません.

3─両頭スケーラーを扱う場合,刃部のチェックや頭部の位置交換を,患者さんの顔面上で行ってはいけません.夢中になっていると,ついついこの基本動作を忘れてしまうので注意しましょう.

図8 鎌型スケーラーの隣接面での動かし方

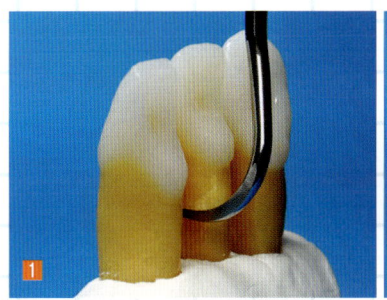

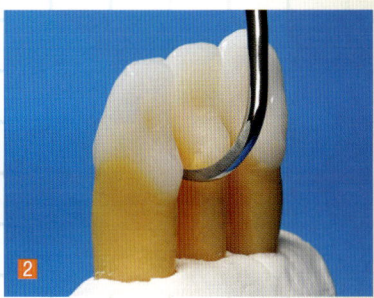

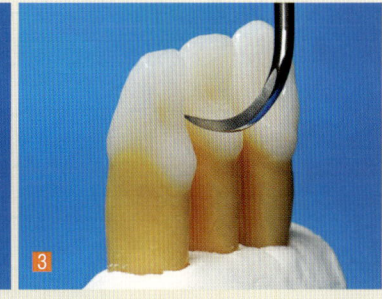

歯根側から歯冠側にスケーラーを動かす際,コンタクトポイントを避けて動かす(**3**)ことで歯を引き上げず,患者さんに不快感を与えずにすむ.

図9 鎌型スケーラー

スケーラーの使用部位とポジショニング

ここでは，スケーリング，ルートプレーニングを行う際の術者のポジショニング（位置決め）について解説します．これをどう行うかにより，患歯への力のかかり具合がまったく異なってくるため，歯石の除去効率が大きく違ってきます．スケーリング，ルートプレーニングのコツともいうべき話題です！

1 術者のポジショニング（位置決め）は何を目標に行うのか？

術者のポジショニング（位置決め）の基本は，まず両足底が床面にしっかり着き，座位が安定する位置に椅子（デンタルチェア）の高さを決めることです（**図10**）．

次に，術者の位置に合わせてユニットの位置（高さと傾斜）を調整します．この際，背筋が丸まらず，作業しやすいところを探します．患歯が上顎か下顎かによって，背板の傾斜などが違ってくるので，状況に合わせて変化させます．このような基本的セッティングができたら，いよいよスケーリング，ルートプレーニングのための位置決めです．

術者がもっとも効率よくスケーリング，ルートプレーニングを行うことができる位置は，"腕の回外運動がしやすいところ"だといえます（**図11〜13**）．

Column 8（58ページ）に示すように，手の甲を内側から外側へひねる動きを"回外運動"といいます．この運動は上腕二頭筋が作用するため，腕を内側にひねる"回内運動"に比べて強い力を出すことができ，動かしやすいのです．一般的に女性で腕力の強い人は少なく，長時間作業しても疲れないようにするには，腕の回外運動ができる位置取りをしましょう．

図10 両足底が床面にしっかり着き，座ったときの姿勢が安定する位置

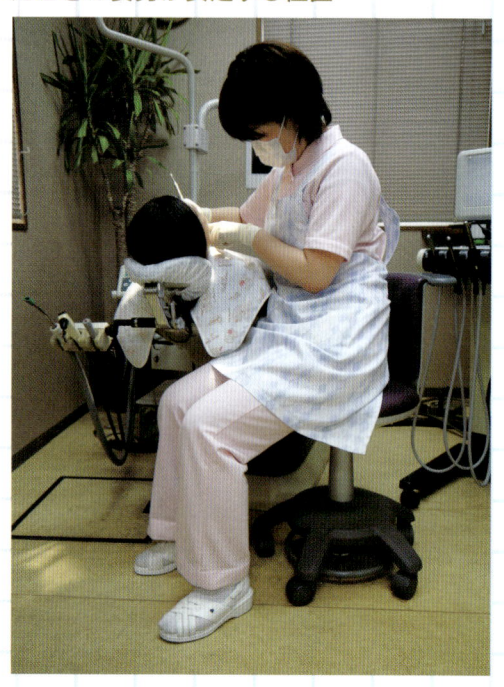

実際に作業しやすいのは，床面と大腿部上面がこのような位置関係となる．

⑤ スケーリング，ルートプレーニング

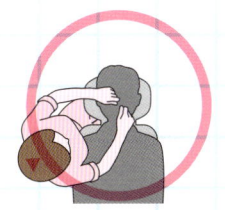

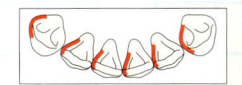

7時の位置

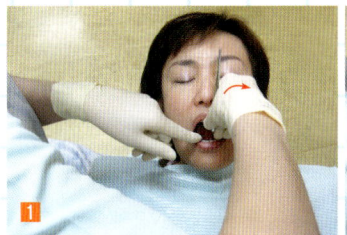

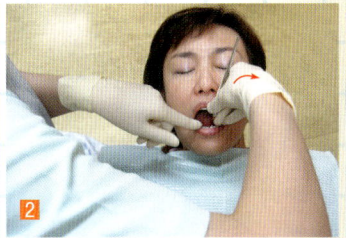

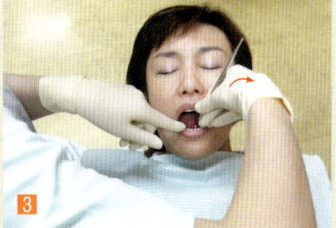

図11 「7時の位置」における下顎前歯の"回外運動"によるスケーリング，ルートプレーニング

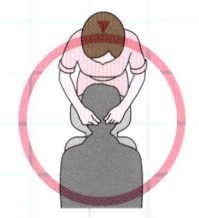

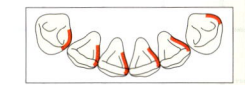

12時の位置

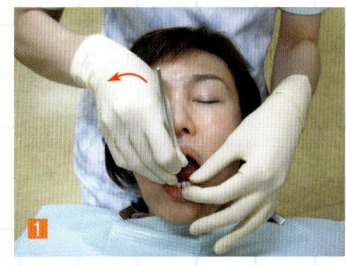

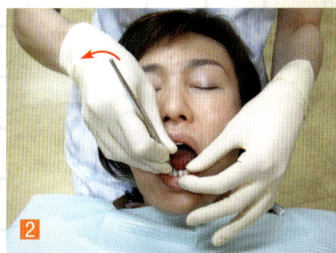

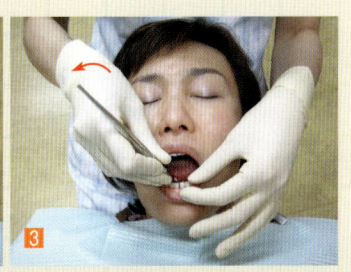

図12 「12時の位置」における下顎前歯の"回外運動"によるスケーリング，ルートプレーニング
1～3は回外運動となり，強い力が発生して効率よいスケーリング，ルートプレーニングを行えるポジショニングとなる．

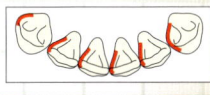

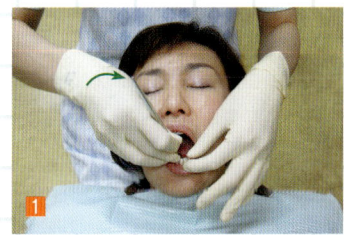

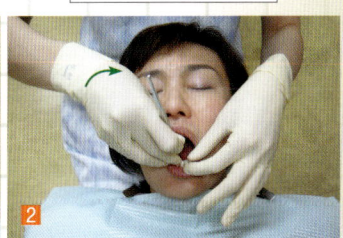

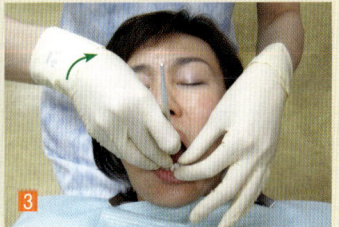

図13 「12時の位置」における下顎前歯の"回内運動"によるスケーリング，ルートプレーニング
1～3は図12と同部位のスケーリング，ルートプレーニングだが，この位置（12時の位置）では回内運動となり，力が入らない．図11のように，7時の位置にポジショニングすることで力の入る回外運動となる．

2 スケーラーの使用部位と考え方

通常のスケーラーの使用部位としては，**図14**に示すような「何番はどこへ」といった解説を加えている書籍やパンフレットもありますが，実際の臨床では口腔内の状態はさまざまなため，図14にあるようなそれぞれの番号を丸暗記してもあまり意味がありません．

4章（40ページ参照）で解説したように，当院ではスケーラーはグレーシーキュレット11/12，13/14と鎌型スケーラーの3本のみを使用しているため，使用部位は**図15，16**のようにとても単純になります．11/12でできない臼歯遠心面付近を13/14で行います．前歯の歯肉退縮が少ないときには，上下顎前歯隣接面に鎌型スケーラーを使用しています（図16）．

※これらの方法はすべての患者さんに対応するものではなく，術者の手の大きさや患者さんの口腔内の状況に応じて，器具を柔軟に組み合わせるとよいでしょう

図14 パンフレット等にあるスケーラーの使用部位

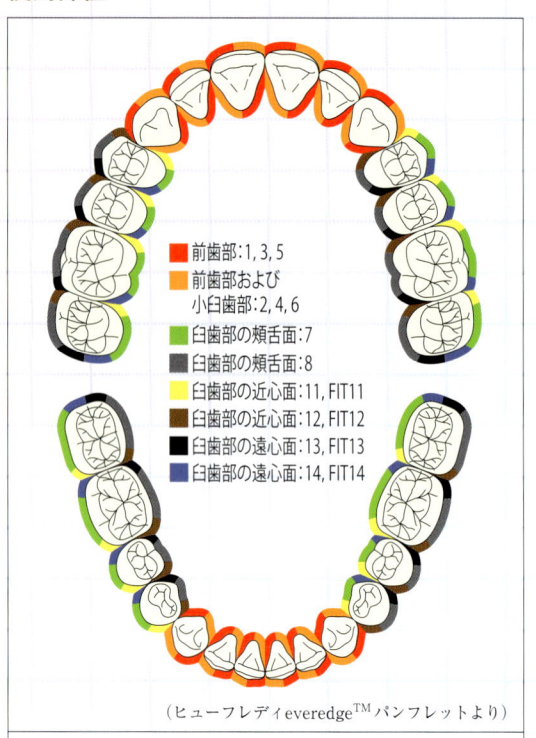

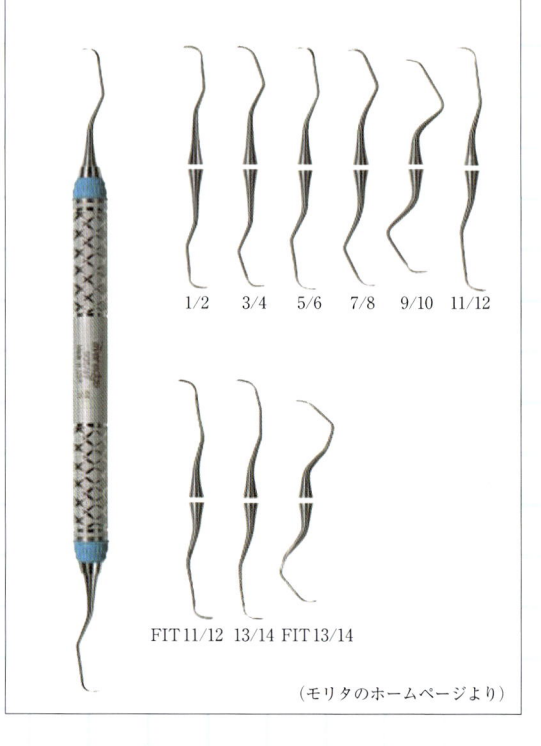

- 前歯部：1, 3, 5
- 前歯部および小臼歯部：2, 4, 6
- 臼歯部の頬舌面：7
- 臼歯部の頬舌面：8
- 臼歯部の近心面：11, FIT11
- 臼歯部の近心面：12, FIT12
- 臼歯部の遠心面：13, FIT13
- 臼歯部の遠心面：14, FIT14

（ヒューフレディeveredge™パンフレットより）

1/2　3/4　5/6　7/8　9/10　11/12

FIT 11/12　13/14　FIT 13/14

（モリタのホームページより）

Column 9　グレーシーキュレットの形態とナンバー

ヒューフレディ社のグレーシーキュレットはシャンクと形態によって違いがあり，両頭で，9本で構成されおり，それぞれに1～18の番号がついています．当院で使用している11/12，13/14とは逆サイドに刃のついたFit 11/12（15/16），Fit 13/14（17/18）があります．臼歯近遠心部での操作が容易に行えるように開発されたものですが，この2本をそろえるとキュレットだけでも4本になります．このためトレー内がかなり煩雑となりますので，まず11/12，13/14を使いこなせるようになることが先決と考えます．

5 スケーリング，ルートプレーニング

図15 歯間の歯肉退縮がある場合
全顎を11/12，13/14の2本で行っている．

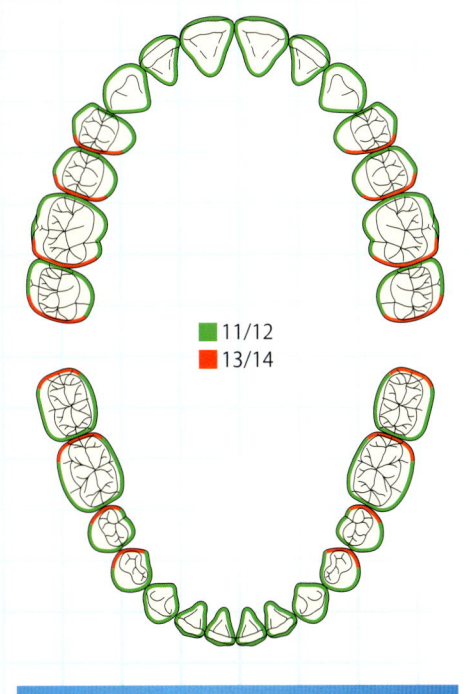

■ 11/12
■ 13/14

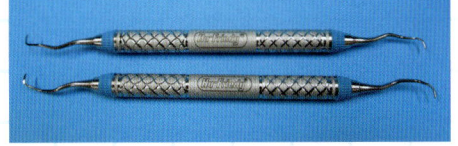

上から，グレーシーキュレット 11/12，13/14

図16 歯肉が退縮していない場合
上下顎前歯隣接面に鎌型スケーラーを使用している．

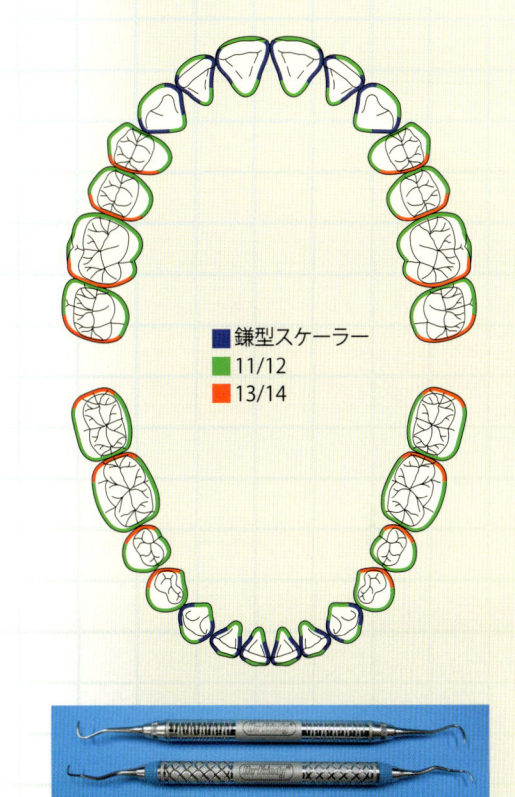

■ 鎌型スケーラー
■ 11/12
■ 13/14

上から，鎌型スケーラー，グレーシーキュレット 11/12，13/14

Column 10　ルートプレーニング完了の目安は？

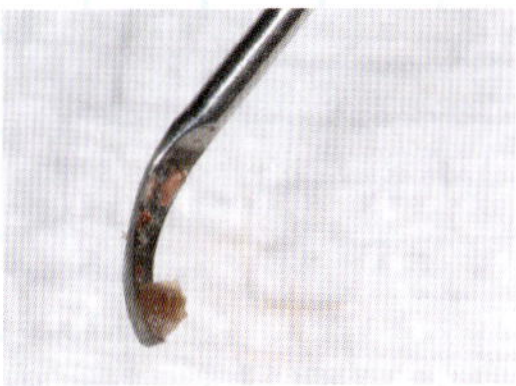

1：歯石あり

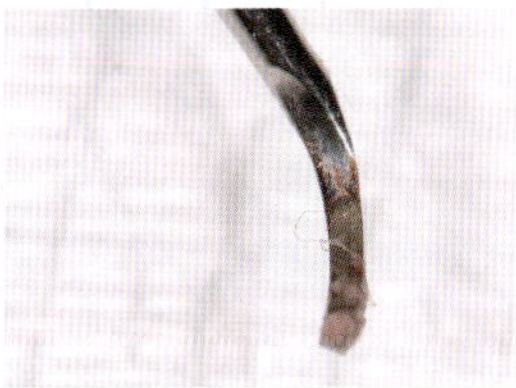

2：象牙質のみ（ルートプレーニング完了時）

図　キュレットによってかき出された残渣の確認

Q 何度キュレットを歯根面に当てても，まだ歯石があるような気がします．何回キュレット操作を行えばよいのでしょうか？

A ルートプレーニングに使用するスケーラーは，よくシャープニングできていることが絶対条件です．スケーラーを使用する前に，まずは必ずシャープニングができているかをチェックしましょう（52，53ページ参照）．刃部が鈍なスケーラーでは，"歯石の表面をなめしている"というようなことが起こる可能性があります．
　ルートプレーニング完了の目安は，何回ストロークしたかではなく，①キュレットが歯根面に当たる手指の感覚，②プローブなどによる歯根面の触知，③ルートプレーニング時の音，④キュレットによりかき出された残渣を直接観察する（図），です．
　これらの評価法を統合判断して，歯石がとれたことやルートプレーニングが完了したことを確認します．

3 スケーリング，ルートプレーニングの原則は"直視直達"！

　手用スケーラーによるスケーリング，ルートプレーニングは，術者が直接スケーラーと歯根面を見て行うのが原則です（直視直達）．そのため，術者・患者さんともに，できるだけ無理のない姿勢で作業ができる位置を探します．

　ミラーを介しての器具操作は，基本的には力が入りにくいものです．ミラーは，ルートプレーニングのでき具合や完了の確認，そして舌の圧排などに使用する場合がほとんどです．口唇の排除も，術者の手指で行うほうが痛みを与えず，やさしくなります．口唇圧排のため，どうしてもミラーを使用しなければならない場合もありますが，その使用頻度はわずかです．

●術者から遠い臼歯部の歯面の処置

　右利き術者にとって上顎左側臼歯部口蓋側は，図17のように，10時から11時の位置で，例外的に左手でレストをとり，右手で側方圧と引く力をかけ，両手を連動させた動きでスケーリング，ルートプレーニングを行います．上顎左側第二大臼歯頬側遠心と遠心面は，2時から3時のような例外的なポジションとなることがあるため，わずかな時間ですが立位で行うこともあります（図18）．2時や3時の位置での座位は，背中が大変苦しくなるからです（図18-1）．

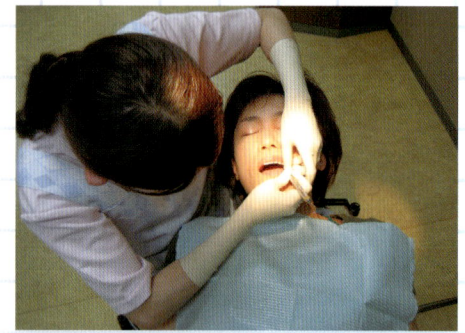

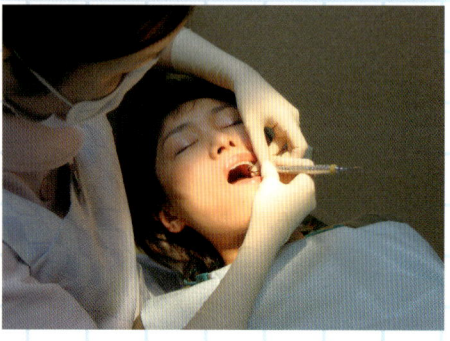

図17 上顎左側臼歯部のスケーリング，ルートプレーニング
左手でレストをとり，右手で側方圧と引く力を発生させ，両手を連動させた動きで行う．

図18 上顎左側第二大臼歯部の頬側遠心と遠心面のスケーリング，ルートプレーニング
2時から3時のような例外的ポジションで行うことがある．座位では1のように背中が苦しいポジションとなるので，短時間ではあるが2のように立って行うこともある．

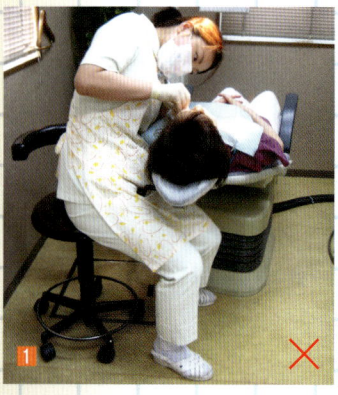

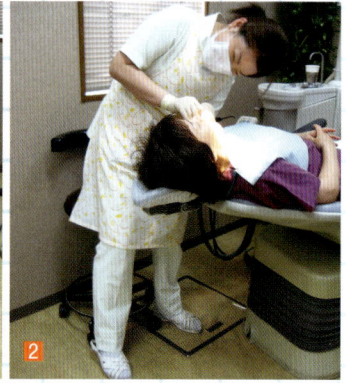

4 ヘッドレスト（安頭台）の位置と患者さんの頭部の位置

ヘッドレストの位置は，基本的にどのメーカーでも，だいたい患者さんの耳の位置が横から見てヘッドレスト全体の中央にくるのが原則です（**図19**）．スケーリング，ルートプレーニングを行う部位が上顎か下顎かによって，やや反らせたり，引き上げたりして，術者と患者さんが許容できて，もっとも適切な位置を求めます．この上下的傾斜位置に加えて，患者さんの頭部位置も左右に傾けてもらいます．

ユニットに腰の位置を合わせると，座高が背板に合わず頭がヘッドレストに乗らない背の低い患者さんの場合は，**図20**のようにユニットに縛りつけられる枕（自家製）を使用しています．

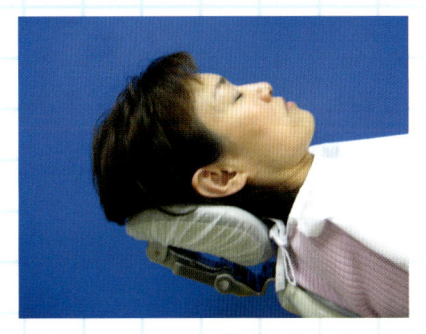

図19　ヘッドレストの基本的位置
耳の位置が，横から見たヘッドレスト全体の中央にあることが原則

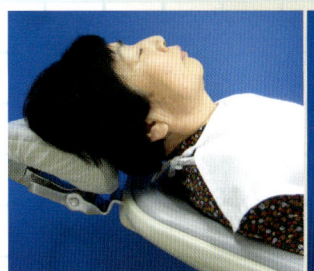

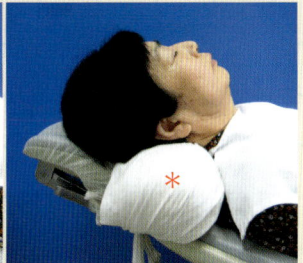

図20　ユニットに腰の位置を合わせると頭がヘッドレストに乗らないような背の低い患者さんの場合
ユニットに縛りつけられる枕（*）を使用すると頭の位置が安定する．

POINT

❶ プローブ等で歯根面の沈着物を明確に触知でき，滑沢になったかを見極める能力が必要！
❷ グレーシーキュレットを使用する際は，刃部のある側（カッティングエッジ）を明確に把握していること！
❸ グリップは，モディファイドペングリップ（執筆状変法）によりしっかり把持できる
❹ スケーラーのストローク操作は，つねに刃部の先端1/3を歯軸に絡めるように動かす！
❺ スケーラー動作の基本は"回外運動"で行う
❻ 術者のポジション（基本的位置）は，両足底が床にしっかり着き，安定する位置が基本！
❼ スケーリング，ルートプレーニングのポジションは，回外運動で患歯にスケーラー操作ができるところを求める
❽ スケーリング，ルートプレーニングは，患歯とスケーラーを直接見て行う"直視直達"が原則！
❾ 上顎左側臼歯部は，レスト，ポジションともほかの部分とは異なる例外的位置や方法で行うことが多い

※本稿に示した器具の使用法や考え方は，基本的なスケーラーの使用法のうえに成り立つ実践的な方法です．現在，学校等で教育を受けている学生などは，基本的な教育過程に則った方法を優先して行ってください．

参考文献
1) Carranza Jr FA : Ch47 Scaling and root planning. Clinical periodontology. 9th ed, WB Saunders Co, Philadelphia, 631, 2002.
2) 江澤庸博：一からわかるクリニカルペリオドントロジー．医歯薬出版，東京，130-134, 2001.

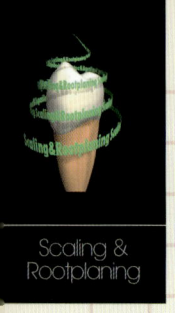

6 プロービングを再考する！

INTRODUCTION

プロービングとは歯周ポケット測定のことで，歯周組織の破壊程度を知るもっとも有用な診査法です．プロービングに用いるプローブは，すでに1915年，齲蝕の窩洞分類で有名な G. V. Black の著書中に 1 mm ごとの目盛をふった板状のものが紹介されています．近年では，プロービング時の測定力が一定になるように工夫されたプローブなども市販されています．しかし，プロービング圧を定めることで接合上皮の最根尖側である「ポケット底」を正確に測定できるのでしょうか？　また，プロービング圧は 20〜25 g が適切とされていますが，歯肉に炎症のあるときには同じ力でもプローブがより深く入っていくようにも思えます．そこでより正確に歯周組織を診査するために，プロービングについて再考してみたいと思います．

的確なプロービングを行うために

1 プローブを使ってできることとは？

一昔前には盲のう探針などといわれていた歯周ポケットの測定器は，現代では一般的にプローブといわれています(**図1**)．

図1　各種プローブ

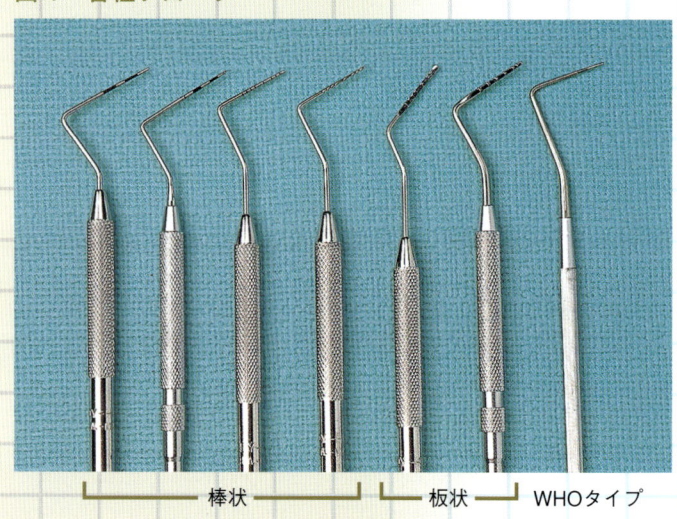

棒状　　　板状　　WHOタイプ

6 プロービングを再考する！

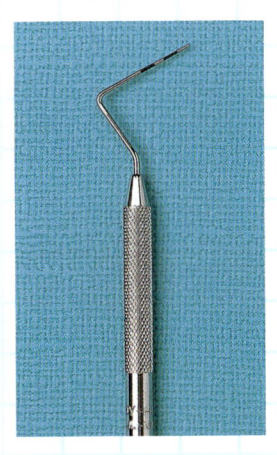

図2 プローブで行える診査項目

プローブ

（通常のプローブによって得られる情報）
- 歯周ポケットの深さ測定（図3-1）
- 歯肉退縮の測定（図3-2） ｝アタッチメントロスの測定
- プロービング時の出血
- 根面性状の触知（歯石の触知など）
- 付着歯肉幅の測定（図3-3）
- ボーンサウンディング（骨プロービング）（図3-4） →歯肉の厚さや歯槽骨の形態の測定
- その他

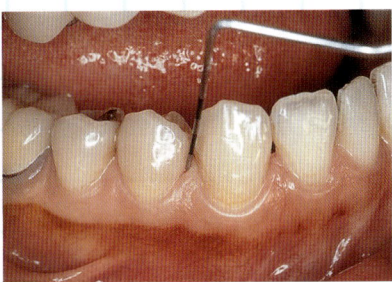

図3 プローブによる測定

1：歯周ポケットの深さ測定

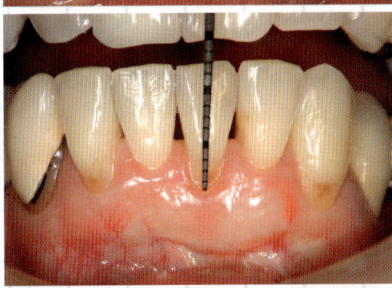

2：歯肉退縮の測定

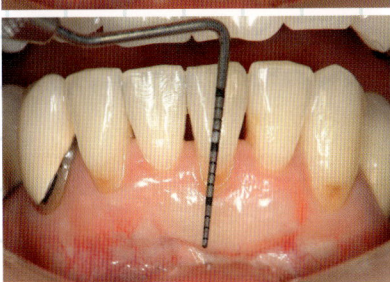

3：付着歯肉幅の測定

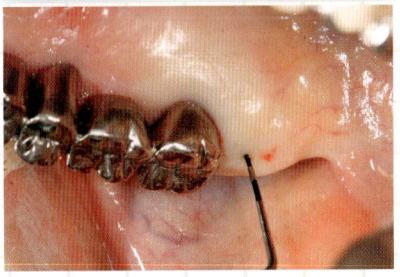

4：ボーンサウンディング（骨プロービング）
局所麻酔後，プローブを歯肉に貫通させ，歯肉の厚さや歯槽骨の形態を診査するもの（必要時に，歯科医師によって行われる）

プローブを使ってできる診査には次のようなものがあります[1]（図2, 3）.

1─歯周ポケットの深さの測定（図3-1）
2─歯肉の厚さの測定
3─歯肉退縮の測定（図3-2）
4─根面性状の触知（歯石や粗糙面の触知）
5─付着歯肉幅の測定（図3-3）
6─歯槽骨形態の把握（図3-4）
7─出血による炎症程度の把握

このように，プローブは単に歯周ポケットの深さを測定するだけでなく，使い方によって多くの情報を得ることのできるインスツルメントなのです.

2 プローブの選択

　プローブの目盛りが細かすぎる場合，1カ所ごとに歯周ポケットから出してみないと目盛りが読めないようなことになります．また，2-2-2-2（mm）（**図4**-a）のようにすべて同じ長さの目盛りや色分けでも，深いポケットになると4mmか6mmかといったあたりがわかりにくくなるので，3-3-2-3（mm）（**図4**-b）のようにすこし変化のあるもののほうが読み取りやすいのです．

　さらに，目盛りの刻みが多すぎると「曲がり」の原因になるので，プローブ自体にわずかに太さの差があり，その細い部分に色のあるもののほうが長もちして使いやすいようです．

　当院では，これらの条件を満たすヒューフレディー社のCP11を使用しています．

図4　プローブの目盛りの違い

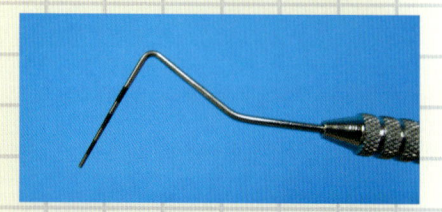

a：目盛りが2-2-2-2（mm）のタイプ

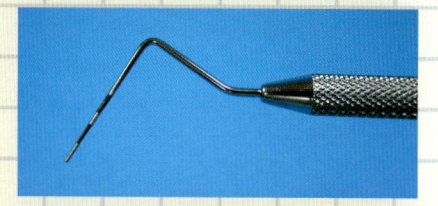

b：目盛りが3-3-2-3（mm）のタイプ（CP11）

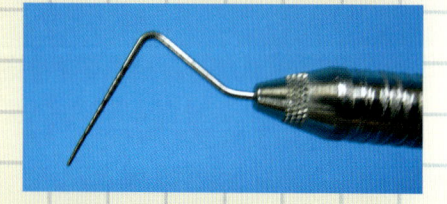

c：目盛りが1mmのタイプ

3 ファーケーションプローブの使用法

　根分岐部診査用のプローブは，ファーケーションプローブといって，牛の角のように両端が彎曲しています（**図5**）．この彎曲は，根分岐部の破壊程度を水平方向に診査して，病変があるかどうかを触知するための形状です（**図6**）．

　根分岐部病変の診断基準は**表1，2**に示すような3分類が簡便でよく用いられていますが，この3分類にも中等度の基準が違う2つの分類があります．

　根分岐部病変は歯根の分岐のあるところに起こるので，分岐部がどこにあるかをよく知っておく必要があります（**図7**）．上顎大臼歯歯根は3根なので，分岐部は頰側，近心，遠心にあります．一方，下顎大臼歯は近遠心方向の2根分岐なので，通常分岐部は頰側と舌側にしかありません．

　例外として上顎第一小臼歯は日本人のデータで16.3～42％の根分岐が報告[3]されているので，注意が必要です．

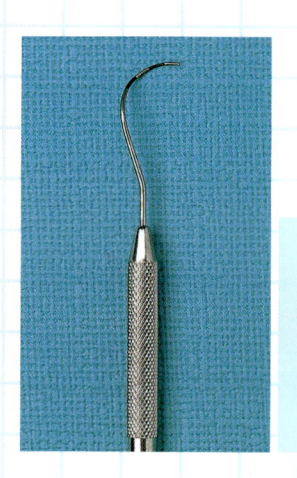

図5　ファーケーションプローブによる診査

ファーケーションプローブ

根分岐部用プローブによって得られる情報

根分岐部病変の診査

図6 ファーケーションプローブによる診査

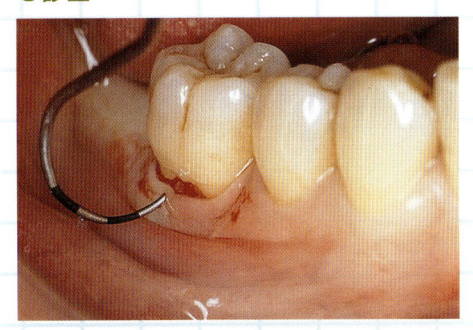

1：根分岐部の診査（挿入直前）

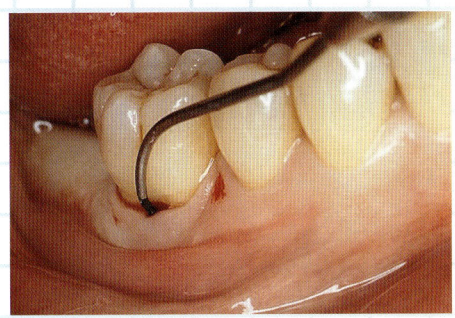

2：水平方向に3mm以上入り，他方に抜けない状態（根分岐部病変Ⅱ級）

図7 ファーケーションプローブでの診査部位

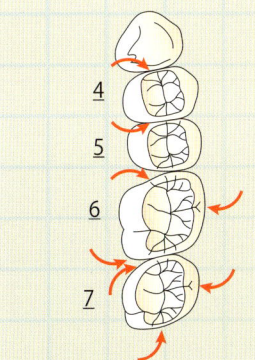

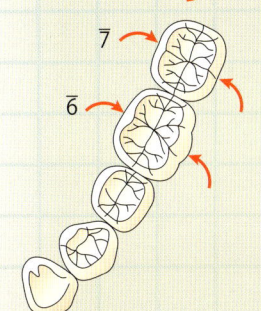

表1 根分岐部病変の診断基準
(Hamp S-E ほか, 1975[2])

- **Ⅰ級（軽　度）**：ファーケーションプローブの先端が根分岐部に挿入可能であるが3mmを超えないもの
- **Ⅱ級（中等度）**：ファーケーションプローブの先端が根分岐部に3mm以上挿入可能であるが他の入口と交通しないもの
- **Ⅲ級（高　度）**：プローブの先端が他の分岐部の入口と交通するもの

表2 Lindhe & Nymanの水平的分類

- **1度**：骨の吸収が歯冠幅径の1/3以内のもの
- **2度**：骨の吸収が歯冠幅径の1/3を越えるが，貫通しないもの
- **3度**：プローブを水平方向に挿入すると貫通するもの

歯髄　歯根　骨の欠損
1度　2度　3度

4 測定部位は何点法がよいの？

プロービングの測定部位は4点法や6点法などがありますが，歯周炎は同じ歯でも部位によって進行・破壊の程度がまったく違います（**図8**）．これを歯周疾患の「部位特異性」といいます．このような理由から測定部位は多いほうがよいので，6点法がお勧めです．隣接面部の測定が可能なときには7点や8点で測定すれば，より正確な診査ができるようになります（**図9**）．

少ない測定点であれば時間が少なくてすむと思われがちですが，1歯のなかで最深部を探し出すためには，歯の周囲すべてをプロービングしなければならないので，はじめから6点法で記録するほうがより速く確実な記録をとることとなり，診断もより正確になります．各歯面での情報量がより多い歯周ポケット深さの記録があれば，能率のよい，より効果的なルートプレーニングができることになります（ペリオドンタルチャートについては，**75〜77ページ参照**）．

図8 歯周疾患の部位特異性

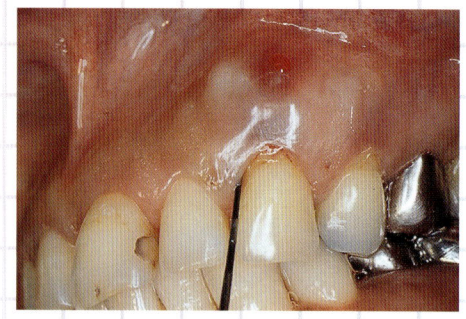

1：|3 頬側近心のプロービング値3mm

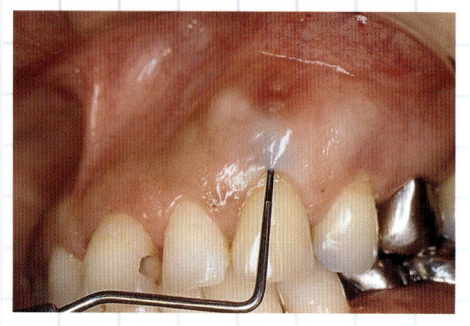

2：頬側中央8mm，口蓋側は3mm以内

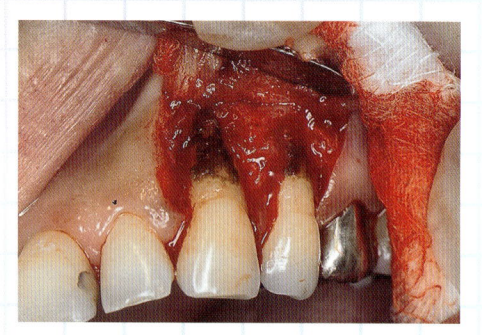

3：|3 4 とも根中央部のみに8mm以上ポケットが存在し，多量の歯石が認められた．

図9 プロービングの測定点

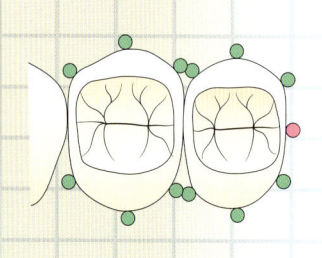

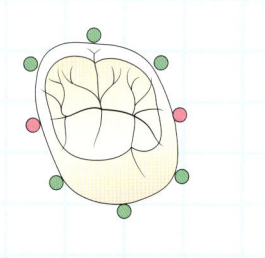

通常の6点法（●）に加えて，隣接面部が測定できれば7点，8点（●）と測定点を増やし，チャートの診査精度を上げる．

臨床におけるプロービングの具体的な方法

1 測定方法と記録方法

　測定は1カ所ずつ「刺す」のではなく，プローブを歯周ポケット内で上下させ，ポケット内を探りながら移動させて測定します（ウォーキングプロービング，**図10**）．

　測定点の数値は，頬側または舌・口蓋側を，連続して1歯3点ずつまとめて記録者に伝えます．このとき，同時に根面の粗糙面（歯石）の有無をチャートにチェックしてゆきます．

　プロービング時の出血（BOP）は中等度以上の炎症が存在することを表し，歯周疾患の活動性が高いことを示します．プロービング時の出血はしばらくしてから現れる場合もあるので，当院では片顎をプロービングした後に見直して記録するようにしています．なお，最近のパソコン用チャートソフトでは，そのほとんどが出血部位のプロービング値は赤色で表示されるようになっています．

　測定と記録を1人で行おうとすると時間がかかり効率が悪いので，測定者と記録者がペアで行ったほうが，より速く確実に診査と記録ができます．読み取り時の注意事項として，前歯部隣接面などで歯肉の辺縁がプローブを斜めに横切る場合があります．このようなときには，より大きいほうの値を採用して記録します．（**図11**）

●何がプロービング値に影響を与えるのか？

　プロービングに影響を与える因子としては，プローブの太さ，形態，目盛りの精度，プロービング圧，角度，炎症の程度，歯の形態などが考えられ，臨床経験の浅い人ほど歯周ポケットは浅く測定される傾向があります．

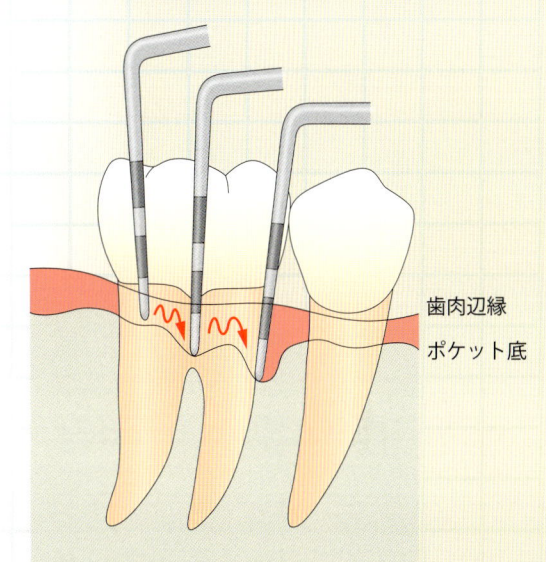

図10　プロービングの方法（ウォーキングプロービング）
歯周ポケット内でプローブを上下させてポケット底を探りながら測定する．

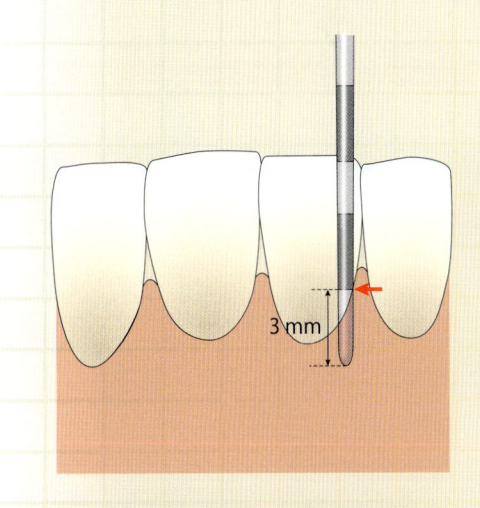

図11　プロービング値の読み方
プローブが歯肉を斜めに横切っている場合は，大きな値のほうをプロービング値とする．本図の場合，目盛りが3-3-2-3（mm）のプローブを用いており，測定値は3mm（←部）と読む．

2 プローブの太さと測定力

　プローブの太さと力（プロービング圧）は，プロービング値に特に関連していて，太くなるとそれだけ歯肉の抵抗が増すので，同じ深さを測定するのにも力が余計に必要になります．1977年Armitageら[4]はイヌの実験から，直径0.38 mmのプローブで25 pond（およそ0.25 N）の力で歯周ポケットを測定したとき，歯肉が健康ならばプローブの先は接合上皮内にとどまり（**図12**），歯肉に炎症のある場合は，接合上皮の最根尖側を越えて結合組織付着内に入ることを示しました（**図13**）．1 pondは1 gに相当するので，25 gとなります．ヒトにおける"やさしい（gentle）"プロービング圧の平均もこの25 gであった[5]ことから，20～25 gが「適切」となったようです．

●プローブの太さと歯肉の炎症

　実際のプロービングでは歯肉の炎症の程度もかかわってくるので，**図14**に示すように，プローブの太さが一定ならば力が強くなり，炎症が重度になるほどプローブは深く歯肉に入ることになります[7]．

図12　歯肉が健康な場合のプローブ先端の位置

エナメル質
接合上皮
セメント・エナメル境（CEJ）
セメント質
歯根膜
歯槽骨

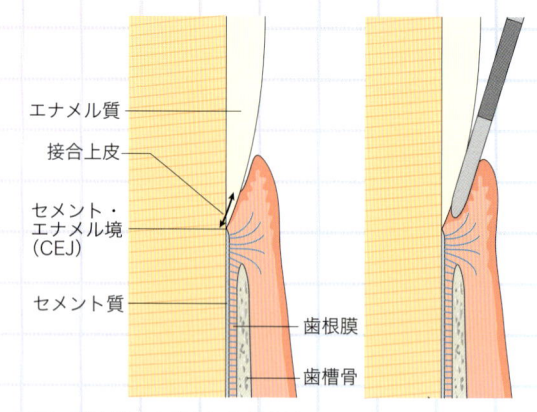

プローブは接合上皮内にとどまる．

図13　歯周炎の場合のプローブ先端の位置

エナメル質
歯石
組織学的ポケット底

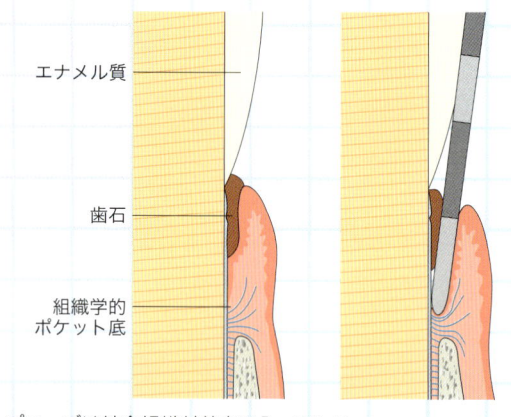

プローブは結合組織付着内に入っている．

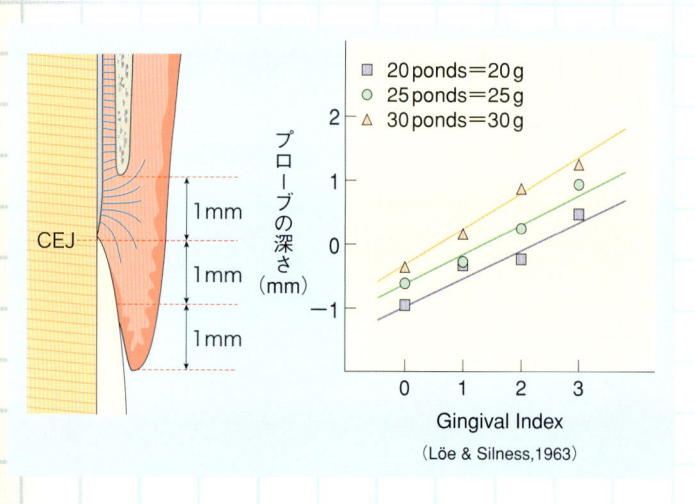

図14　プロービング圧と歯肉の炎症
（Robinson PJ ほか，1979[6] を改変）
力が大きくなり，歯肉の炎症の度合いが増すと，プローブはより深く入ることを示している．この論文では，「0 mm部は結合組織付着のもっとも歯冠側」（CEJ）としている．

- 20 ponds＝20 g
- 25 ponds＝25 g
- 30 ponds＝30 g

プローブの深さ（mm）
Gingival Index
（Löe & Silness, 1963）

3 実際のプロービング圧はどのくらい？

実際のプロービング時の測定では5～135ｇの力がかかっていて，前歯より臼歯部のほうがより強い力が必要であることがわかっています[8]．これは，プロービングしづらい位置であったり，歯の傾斜や豊隆に関係しているからです．

4 アタッチメントロスとは

アタッチメントロスは「付着喪失」のことですが，実際には歯周ポケットの深さに歯肉の退縮量を加えた値です．歯肉退縮の基準はCEJから測った値となります（**図15**）．

図15　プロービングと付着の喪失
（歯周ポケットの深さ＋歯肉の退縮量）

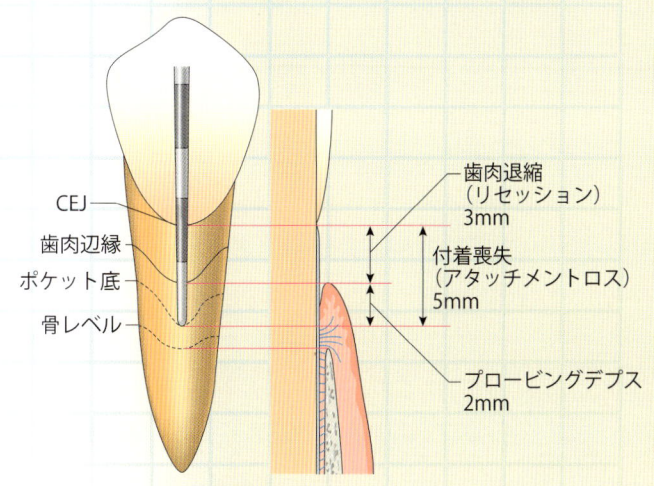

- CEJ
- 歯肉辺縁
- ポケット底
- 骨レベル
- 歯肉退縮（リセッション）3mm
- 付着喪失（アタッチメントロス）5mm
- プロービングデプス 2mm

この図では，炎症のある歯肉のプロービングを表し，歯周ポケットを接合上皮の最根尖側寄りとしてある．

POINT

❶ プロービングによる歯周ポケットの深さは，実際のポケット底（組織学的ポケット底：接合上皮の最根尖側）とは一致しないので，現在では歯周ポケットの深さ（pocket depth）とはいわずに，プロービングによる深さ（probing depth プロービングデプス，または，clinical probing depth クリニカルプロービングデプス）などと表現している

❷ プロービング圧を規定するだけでは，正確なプロービングができるとはかぎらない

❸ いろいろな不確定な条件のなかにある「プロービング」だが，そのような条件を理解することで歯周組織や歯根面の性状をより正確に診査することができる

参考文献
1) 江澤庸博：プロービングについて（3）―アタッチメントロスとファーケーションプローブ．日本大学歯学部同窓会雑誌 **38**（4）：20-21，1993.
2) Hamp S-E, Nyman S, Lindhe J：Periodontal treatment of multirooted teeth. Results after 5 years. *J Clin Periodontol* **2**（3）：126-135, 1975.
3) 江澤庸博：一からわかるクリニカルペリオドントロジー．医歯薬出版，東京，80，2001.
4) Armitage G C, Svanberg G K, Löe H：Microscopic evaluation of clinical measurements of connective tissue attachment levels. *J Clin Periodontol* **4**（3）：173-190, 1977.
5) Listgarten M A：Periodontal probing：What does it mean?. *J Clin Periodontol* **7**（3）：165-176, 1980.
6) Robinson P J, Vitek R M：The relationship between gingival inflammation and resistance the probe penetration. *J Periodont Res* **14**（3）：239-243, 1979.
7) Van der velden U：Probing force and the relationship of the probe tip to the periodontal tissues. *J Clin Periodontol* **6**（2）：106-114, 1979.
8) Freed H K, Gapper R L, Kalkwarf K L：Evaluation of periodontal probing forces. *J Periodontol*. **54**（8）：488-492, 1983.

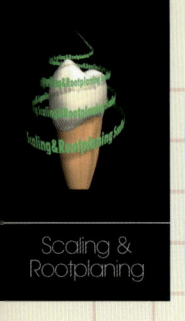

7 ペリオドンタルチャートを読む

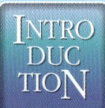

INTRODUCTION
ペリオドンタルチャート（歯周チャート）は，保険用語でいう"歯周組織検査（歯周基本検査，歯周精密検査）"の結果を記録したものです．私たちは日々，歯周組織の検査を行い，記録としてチャートを作成しています．ここでは，チャートをより正しく理解して臨床に役立てるようにするための解説をします．

チャートの基本

1 健康な歯周組織を表すチャートとは？

健康な歯周組織は，チャート上では，
1―歯肉の退縮（リセッション）がなく
2―プロービング値が3mm以内で
3―プロービング時の出血がないこと
と考えられます．

2 チャートに記載すべき項目

チャートに盛り込まれるべき検査項目は，次のとおりです．
1―6点法のプロービング値
2―プロービング時の出血（BOP；Bleeding on probing）の有無
3―歯の動揺度
4―オープンコンタクト（コンタクトテスト）
5―粗糙面の有無
6―根分岐部病変の有無
7―プラークの付着状態
8―齲蝕（カリエス）部位や不適合補綴物の有無，など

また，算出すべきスコアと記載事項は，次のとおりです．
1―4mm以上の歯周ポケットの割合
2―プロービング時の出血（BOP）の割合
3―プラークスコア（Plaque index；PlI）
4―喫煙の有無と一日の喫煙本数，喫煙年数

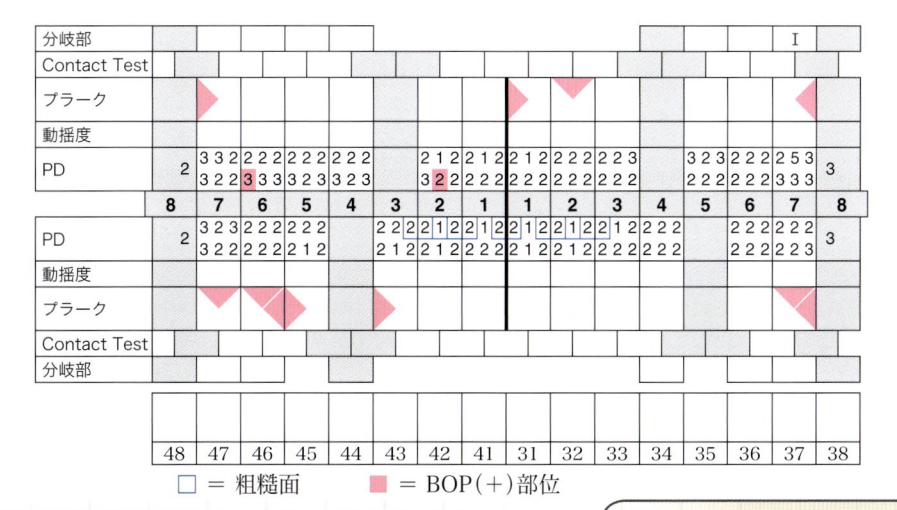

チャートからみえてくるもの

1 歯周ポケットが浅ければ歯周炎ではない？

図1のチャートを見ると，`7|`に1カ所出血のない5mmの歯周ポケットがある以外，その他はすべて3mm以内です．しかし口腔内写真では，各歯に歯肉退縮が認められます．したがって，このような状態は病名としては"進行停止型の歯周炎"と考えられます．

本来，学問的な病名は歯周ポケット値に歯肉退縮を加えたアタッチメントロスで診断されるのです．しかし，アタッチメントロスを求めるためには，歯肉の退縮量を計測しなければなりません．これは6点法のチャート記録に加えて行うことになるので，大変面倒なことです．また，現在国内で使用されているチャートのデジタル入力機器またはソフトで，アタッチメントロスを表現できるものはほとんどありません．

臨床上は歯肉退縮があっても，動揺やその他に"しみる"などの症状がなく，歯周ポケットや粗糙面がなければ問題ないということになります．

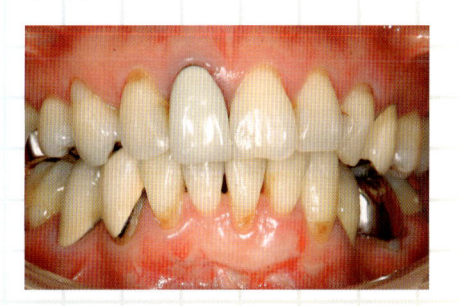

図1 進行停止型歯周炎の患者さん

2 チャートから患者さんの利き手がわかる！

図2の患者さんはメインテナンス中で，チャートでは4mm以上の歯周ポケットや動揺，オープンコンタクトがないにもかかわらずプロービング時の出血（BOP）の割合は約5％あります．この7カ所の出血点は6カ所が上顎右側に集中していて，プラークコントロールもよくありません．

では，この部分に炎症部位が集中しているのはなぜでしょうか？

プラークの付着状況からも，ここに歯ブラシがよく当たっていないことがわかります．この患者さんは右利きでした．このようなチャートの状態を示す患者さんの場合は，利き手側の歯ブラシの返しが難しいことが多いため，この部分にしっかり時間をかけてブラッシングするように指導します．

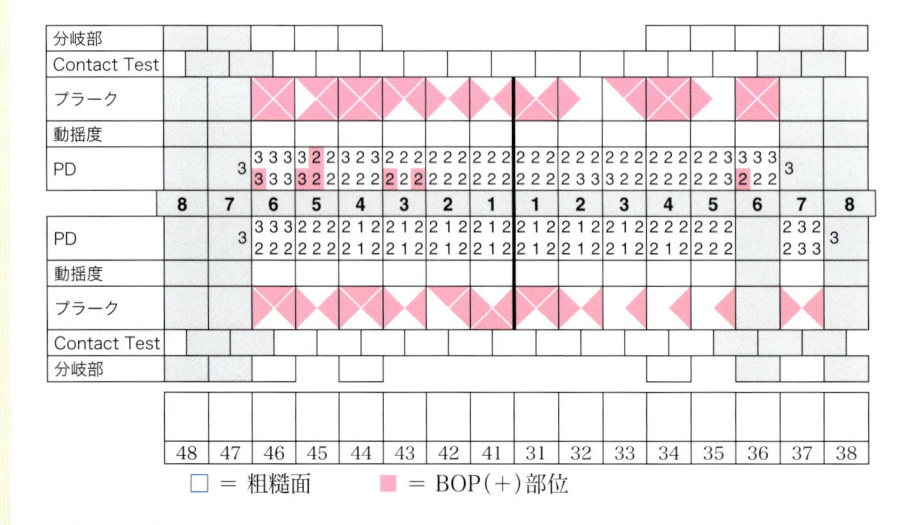

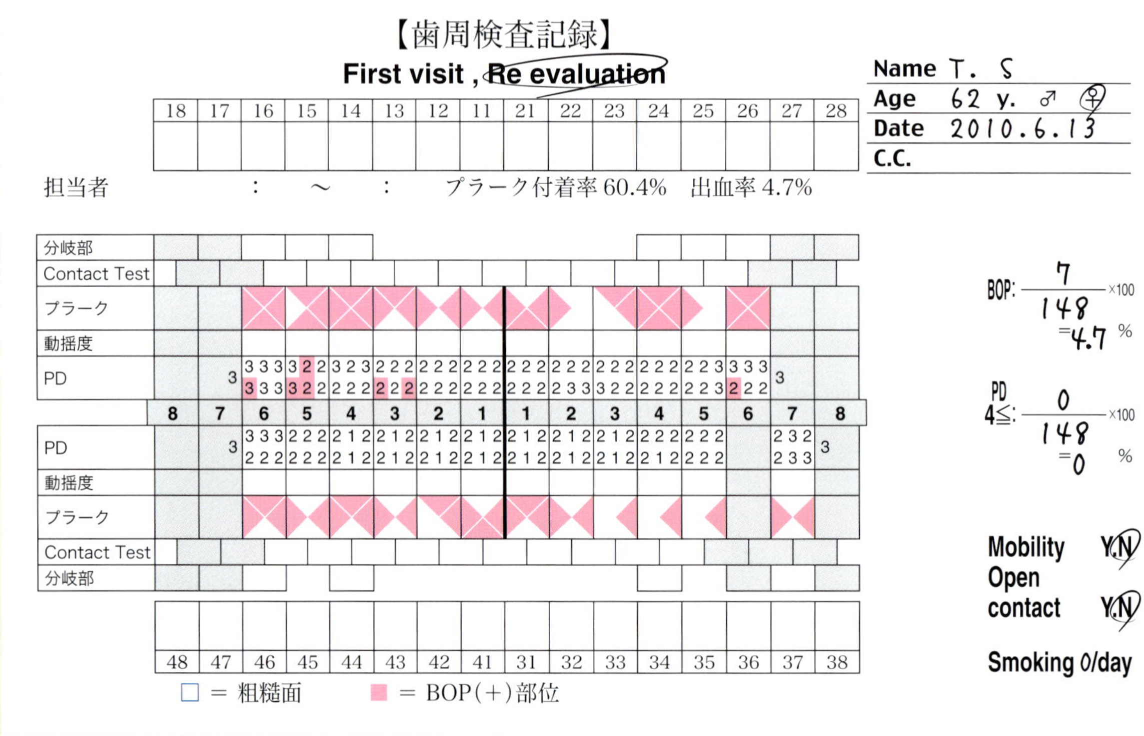

図2 利き手側（右側）に炎症部位（BOP）が集中する患者さん

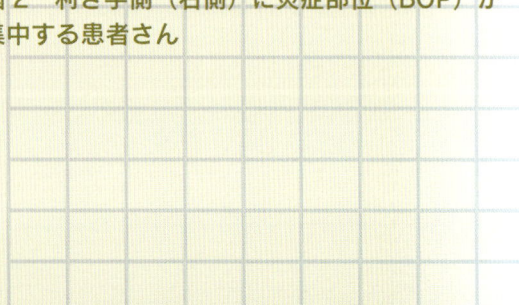

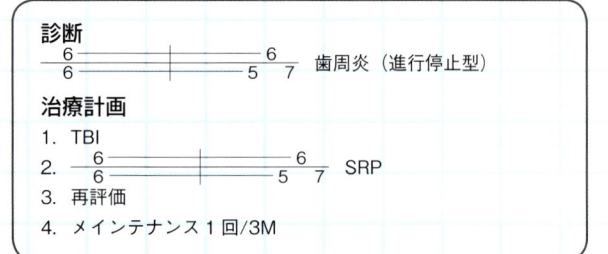

3 深い歯周ポケットがあるのに出血しないのはなぜ?

図3は、スケーリング、ルートプレーニング終了後の再評価時のチャートで、4 mm以上の歯周ポケットが約14%ありますが、BOPの割合は約6%です。では、深い歯周ポケットが多いわりに出血点が少ないのはなぜでしょうか?

この患者さんは喫煙習慣があり、タバコを一日40～50本、20年間吸っていたのですが、最近一日20本に減らしたとのことでした。しかし、現在もヘビースモーカーであることに変わりはありません。

このように、喫煙者の歯肉は深い歯周ポケットがあっても歯周組織の炎症反応がわかりにくく、出血や発赤・腫脹などの反応が現れにくい場合が多々見受けられます。また、歯周治療に対する反応もよくありません。したがって、禁煙指導は歯周治療の一部と考え、アプローチする必要があります。

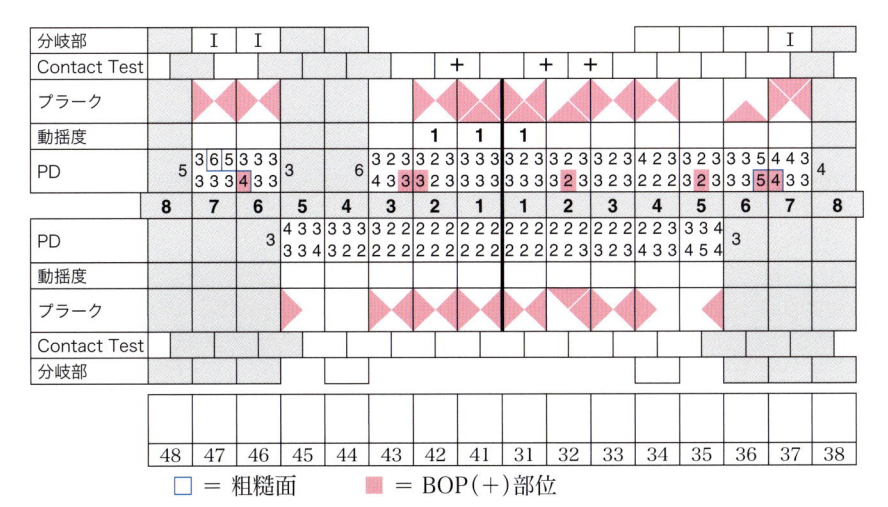

図3 深い歯周ポケットがあるのにBOPが低い患者さん

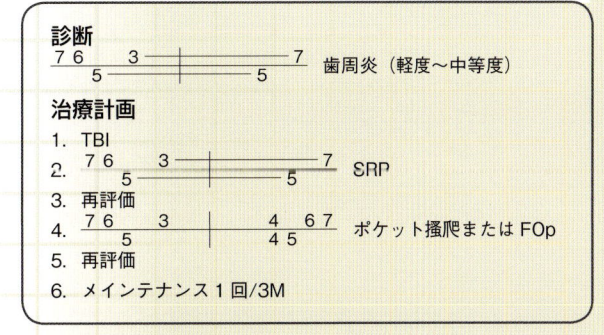

Column 11　臨床的診断名と分類そして使用用語

　現在わが国で使用されている診断名とその分類は，日本歯周病学会編『歯周病の診断と治療の指針』(2007年刊) が基本となっていますが，臨床では必ずしもしっくりと当てはめることが難しい場面に遭遇することがあります．ここでは，従来から当院で使用している分類と用語を，参考まで紹介します（**表**）．

　1999年のアメリカ歯周病学会 (AAP) の用語変更を受けて，わが国でも「若年性歯周炎」を「侵襲性歯周炎」という用語に変更・使用していますが，患者さんへの説明などには"若年性"のほうがわかりやすいという実感があります．

　また，"限局型"，"広範型"という用語は若年性歯周炎に対してのみ使用し，慢性歯周炎に対しては"局所"，"全顎"という用語を使用しています．これは，英語での表記上は同じであっても，わが国で長い間歯周治療を行ってきた歯科医師・歯科衛生士たちが使用してきた臨床的なニュアンスとの相違を感じるからです．

表　筆者が考える歯周疾患の実用的分類（病名）と使用用語

- 歯肉炎
  - 局所
  - 全顎

- 歯周炎
  - (慢性) 歯周炎
    - 局所
    - 全顎
  - 若年性歯周炎
    - 限局型
    - 広範型

  限局型，広範型という用語は若年性歯周炎のみに用いる．これ以外の歯周炎に対しては，局所，全顎などの用語を使用する．

- 壊死性疾患
  - 壊死性潰瘍性歯肉炎
  - 壊死性潰瘍性歯周炎

- 歯肉増殖
  - 薬物によるもの
  - 遺伝性

- 咬合性外傷
  - 一次性
  - 二次性

- 急性発作（歯肉膿瘍，歯周膿瘍など）

- 進行の程度　軽　度：3mm以下のアタッチメントロスまたは4mmのアタッチメントロスがわずかにあるもの
  中等度：4～6mmのアタッチメントロスがある
  重　度：7mm以上のアタッチメントロスがあるもの
- 進行停止型：歯周ポケットはないかわずかで，出血がない状態．歯肉の退縮はあるが歯周ポケットはなく歯周組織が安定している状態
- 全身性疾患に伴うもの

4 メインテナンスに移行する基準は？

　当院における動的治療からメインテナンスに移行する基準は，

1―4 mm 以上の歯周ポケット，プロービング時出血（BOP）の割合とも 3%未満

2―残存歯数が 20 歯未満の場合は，4 mm 以上の歯周ポケット，プロービング時の出血（BOP）とも 5%未満

3―プラークスコアが安定している（プラークスコアは 20%以下が理想）

と考えています．

　大臼歯に解決できない歯周ポケットがわずかに残存していても，上下顎の第二小臼歯までが安定していてプラークコントロールがよければ，メインテナンスに移行することもあります．

　この 4 mm 以上の歯周ポケット，プロービング時の出血（BOP）とも 3%未満というのはかなり厳しい基準ですし，本来診療室ごとに考えるべき基準ですが，当院では 5%以上ではメインテナンスには移行できず，動的治療が必要と考えています．

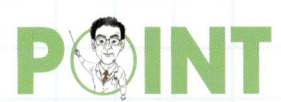

POINT

❶ 健康な歯周組織はアタッチメントロスが 3 mm 未満で出血しないこと！

❷ チャートの検査項目は，① 6 点法のプロービング値，② プロービング時の出血（BOP）の有無，③ 動揺度，④ オープンコンタクト，⑤ 粗糙面の有無，⑥ 根分岐部病変の有無，⑦ プラークの付着状態，⑧ 齲蝕部位や不適合補綴部位などの有無である

❸ 喫煙者では歯肉の炎症反応が現れにくく，深い歯周ポケットがあっても出血しないことがあり，治りにくい．禁煙指導は歯周治療の一部！

❹ メインテナンスに移行する基準は，原則として，4 mm 以上の歯周ポケット，BOP の割合とも 3%以下で，プラークスコアは 20%以下が理想！

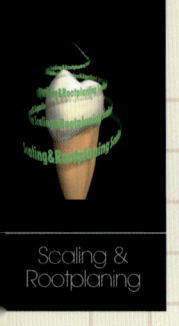

8 教育システムとしての スケーリング，ルートプレーニング

INTRODUCTION

すべての習い事と同じように，スケーリング，ルートプレーニングも，はじめからうまくできる人などいません．しかし，この技術を習得するための早道はあります．ここでは，技術習得の目標と，教育システムとしてのスケーリング，ルートプレーニングについて解説します．やっと日常の臨床に慣れてきた歯科衛生士になって半年ほどの新人をはじめ，経験5〜7年程度の中堅歯科衛生士，いままさに新人教育をどう行おうか迷っている8年以上のベテラン歯科衛生士など，すべての歯科衛生士に贈るお役立ちの話題です．

「教える側」「教えられる側」の基本

1 新人教育の基本は よい見本を見ること 見せること

"学ぶこと"の基本は，まず"見る"ことです．見る内容がよければ（レベルが高ければ），見せられる側（新人）の技術到達度も早く高くなります．ある一定期間のなかでは，先生（指導者）のレベルを超えられる生徒は少ないというのが実情です．しかし，「教える側」としては，教え子に自分を超えさせるのが理想像です．両者からみた目標は同じなのですが，ここに「教える側」と「教えられる側」の人としての感情と相性があるため，実際にはいろいろとスムーズにゆかない問題が生じます．

2 実際には 歯科衛生士がどう勉強し， 技術を上達してゆけるのか

新人教育の課題は，以下のような項目だと考えられます．

1─基本的な接遇（挨拶，電話応対，患者導入，退出など）：これらの項目が実践できれば，ただ立って診療を見学しているだけではなく，見学するまでの準備を整えることができます．

2─器材（セメント，レジン，回転器具用バー類など）とユニットの名称および操作の把握

3─診療補助業務の実践と解説（バキューム操作，ライティングなど）

4─歯周治療に関する基礎知識：基礎から臨床にわたることまで書かれた書籍などを章単位で読解してもらい，その理解度を口頭試問し，不明点を解決させます．（参考図書例『一からわかるクリニカルペリオドントロジー』[1]など）

図1 新人教育における技術レベル向上の考え方

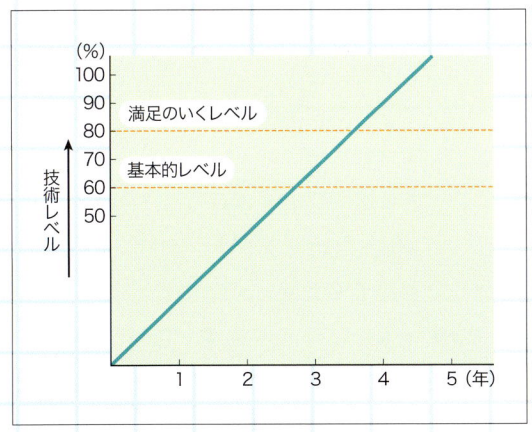

1：イメージ上の勤務年数と技術レベルの上達：「教える側」も「教えられる側」も、時間とともに技術レベルが向上するという妄想がある.

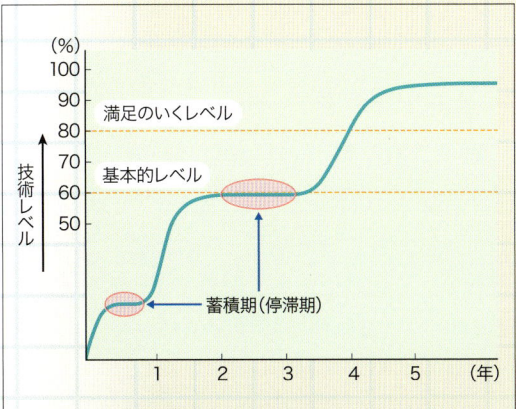

2：実際の上達状況．1年目の後半で1回，2～3年目ごろで1回，蓄積期（停滞期）があることを十分理解しておくことが大切である.

5—ブラッシング指導，プロービング，スケーリング，ルートプレーニングの解説と実習そして実践

以上の項目を，単独または同時に教育して，つねに教育効率を上げるように工夫しながら進めてゆくとよいでしょう.

なお，1～5の基本的教育期間の目安は約1年間です.

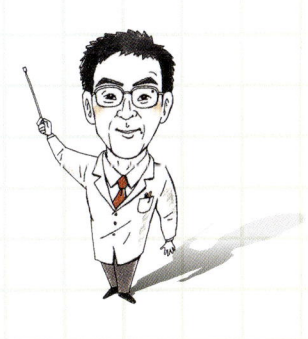

3 教えた結果はすぐには表れない

「教える側」も「教えられる側」も，教育にかけた時間と技術レベルの向上を"右肩上がり"にイメージしていることが多いようですが（**図1-1**），実際はかなり異なります．**図1-2**にあるように，蓄積期（または停滞期）を経て，急激に技術の向上があることをお互いに理解しておくことが必要です.

この，"イメージ"としての蓄積期に，「教える側」はあきらめずに何度も，十分に"よい見本"をたくさん見せてあげてください．その際，「なぜ何度見せてもわからないの？」といった態度や言葉は禁物です．当たり前のように，何度も見せてあげることが大切なのです．やがて"爆発"するように，新人の技術が上達し，できるようになります！[2)]

この蓄積期（停滞期）は大きく2回，1年目の後半と2～3年目ごろにあることが多いようです.

4 「教えられる側」の基本

❶動物としてのテリトリーを理解しよう

図2に示すように，術者と診療補助者（アシスタント）の後方150°は，基本的に侵入してはならない領域です．本人が目で確認できないこの領域に入ることが許されるのは，動物などではかなり親密な関係です．人間も，動物としての基本的テリトリーを侵されるとストレスを受けることになるので，やむをえずここを通過する場合などは，後ろを通るむねの「声かけ」が必要です．

以上のようなテリトリーを考えると，新人が見学できる場所は図2のAとBの2カ所になります．

C，Dも見学できる場所なのですが，Cのような領域は刻々と変化し，術者の行動の妨げになりやすいため，術者があまりポジションを変えないような場合や，カメラ担当として術者に許された場合を除き，一般的にはお勧めできません．

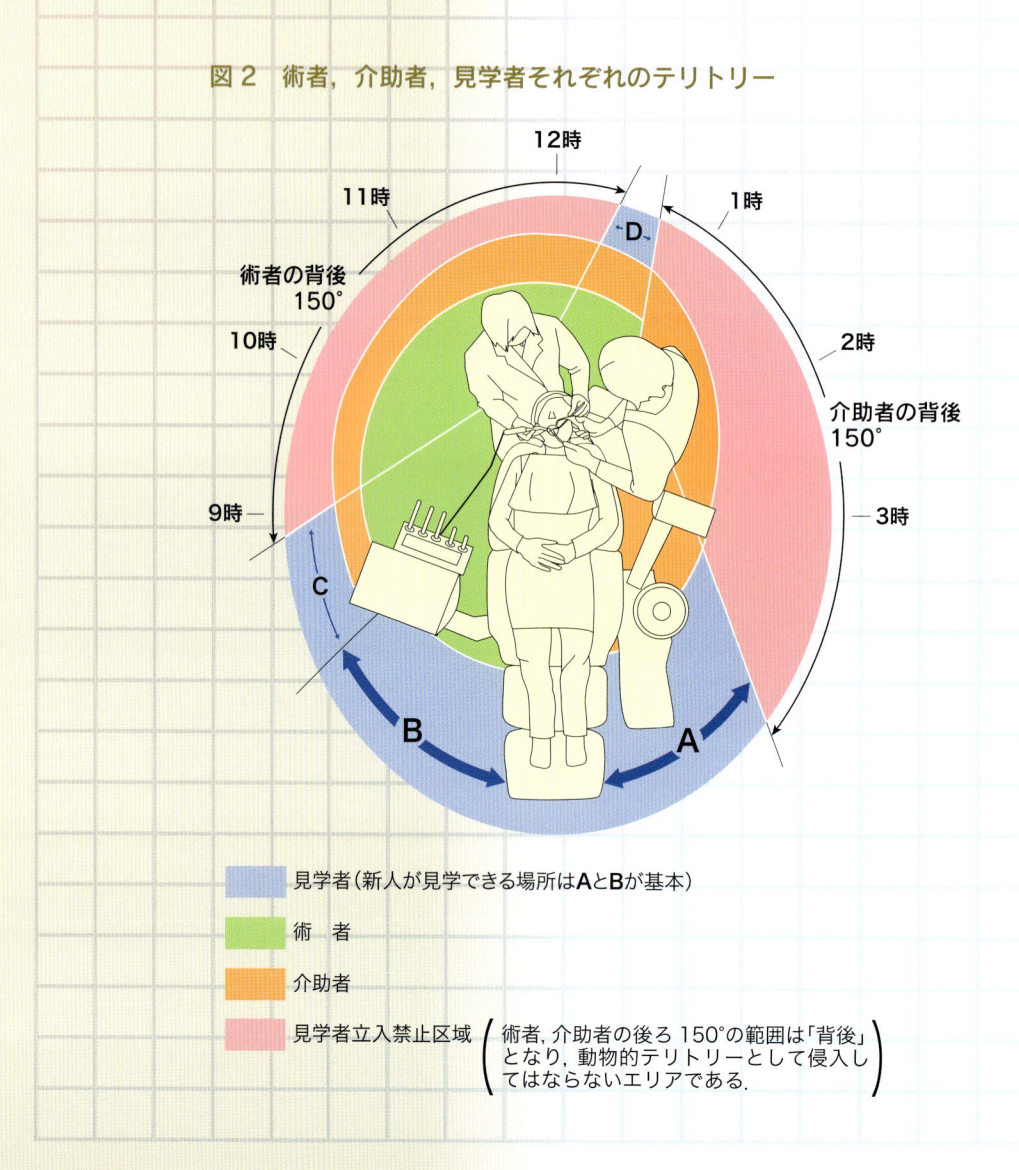

図2 術者，介助者，見学者それぞれのテリトリー

■ 見学者（新人が見学できる場所はAとBが基本）
■ 術　者
■ 介助者
■ 見学者立入禁止区域　（術者，介助者の後ろ150°の範囲は「背後」となり，動物的テリトリーとして侵入してはならないエリアである．）

❷指示されたことは
必ず「はい」と返事をして受け入れよう

はじめは，先輩や歯科医師の指示が完全には理解できないことも多いと思います．そのような場合も，必ず元気に「はい」と返事をしましょう．

指示に対し，患者さんの聞こえる場所で「それは何ですか？」と質問すれば，患者さんが不安になってしまいます．どうしても不明なことは，返事をしてからその指示者に対し，患者さんにはわからないように"いまの指示はわからない"という意思表示を，ボディーランゲージ（**図3**, Column12）で伝えるとよいでしょう．

言葉の指示はマスクをして行うことが多いので，声が聞き取れなかったときは「もう一度お願いします」と言って，再度指示を受けます．このとき，小声で聞いたり，ひそひそ話をするのは厳禁です．

図3　診療中のボディーランゲージの例

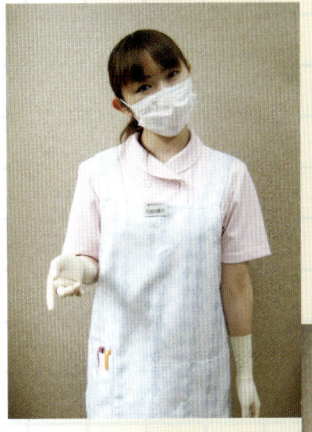

「いまの指示はわかりません」

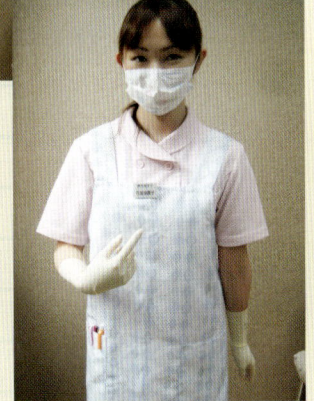

「私が行いましょうか？」

Column 12　"ボディーランゲージ"とは？

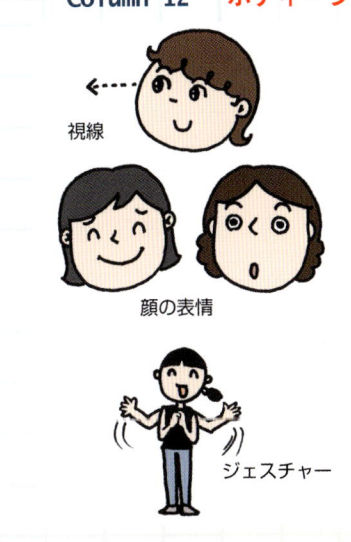

視線

顔の表情

ジェスチャー

「ボディーランゲージ」とは，人が内面的，感情的なメッセージを伝達する場合に，自分の身体を使って表現する非反射的運動や反射的運動のすべてをいいます．具体的には，「視線」「顔の表情」「ジェスチャー」などがこれに含まれています．

私たちの行っているコミュニケーションは，意外にも言葉による割合は35％程度と少なく，その大半（65％）は非言語（ノン・バーバル）のボディーランゲージによるといわれています[3]．やさしい言葉を発しても，怖い顔で言っては意味がないのです．

人におけるこのノン・バーバルランゲージの一部は本能的で，一部は学習により，また，ある一部は模倣的に獲得されると考えられています．つまり言葉を発しなくても，患者さんにやさしく微笑みかけることで，不安でいっぱいの患者さんを安心させられる可能性があるのです．

❸石の上にも3年

臨床に出たばかりの新人（「教えられる側」）は，いままで自分が学校などで教わってきたことと違うことがあったり，その診療室独特の習慣に出合ったりするなどして，さまざまなストレスを受けるものです．本人のキャラクターによっても違いはあるのですが，一般的には診療室での仕事は，以下の月日がかかると思ってよいでしょう．

1―診療システムやスタッフ，先生に慣れるのに約1年
2―指示されたことを実行できるようになるまでに約2〜3年
3―それぞれの患者さんの個々の事情を理解し，会話できるようになるために約3年
4―歯科衛生士として，知識や技術が総合的に完成の域に到達するのに約5年

個人の能力によって違いはありますが，診療補助者（アシスタント）として一定のレベルになるには，どうしてもおよそ3年は必要です．この間いろいろなことがあると思いますが，"最低限の耐える力"が必要になると思います．そういった意味で「石の上にも3年」という格言は，私たちの仕事の分野でも深い意味をもっているといえるでしょう．

❹謙虚な気持ちで教えを受けよう

はじめは，"できない"人のほうがよいのです．なまじ，教えられたことがまぐれでもできてしまうと，その部分の解説を受けられないまま次のステップに進んでしまいます．「教えられる側」はできることを誇示し，"私はできるんです"という気持ちをもつのではなく，"これでよいでしょうか？　違っていたら教えてください"という謙虚な姿勢であるほうが，より多くの教えを先輩や患者さんから得られるでしょう．

先輩からも患者さんからも，"かわいがられる人"になるのが，実は一番得なのです．

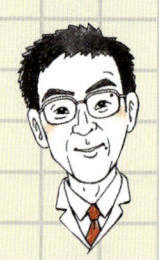

「石の上にも3年」
辛抱強くがんばりましょう！

5 「教える側」の基本

　私たち歯科医師，歯科衛生士は，教育のための教えを特別に受けていないため，"人を教育するということは難しい"と感じることが多々あります．しかし，技術を伴う教育の基本はあります．

　それは，① 全体説明→② 実行して見せる→③ まねてやってもらう→④ まねてわからないこと，できないことを明確にし，解説する→⑤ もう一度やってもらう，解説する→⑥ 1人で実行してもらう，です．

　この過程（図4）を，同じ仕事内容で意識的に繰り返します．

　②の「実行して見せる」は，実際の治療時に患者さんの目の前で解説しながら実行して見せるのは，患者さんに対して失礼となります．そのため，同程度のレベルのインストラクターが2人いて，1人が診療補助を行い，もう1人が患者さんに聞こえない場所で新人に解説するのが理想的です（図5）．2人のインストラクターを確保できない場合は，患者さん役を院内スタッフにしてもらいつつ，解説を加えます．

　新人のその時点でのレベルに応じて，"クリアすべきスモールステップ"をすこしずつクリアさせていくことを段階的に行って，「最終目標」に到達できるようにします．大切なことは，スモールステップをクリアした時点で，しっかり褒めてあげることでしょう[2]．

　教育目標は，職種や仕事内容，また各歯科医院によって異なりますので，先生を交えたスタッフ全員で話し合い，マニュアル化しておくのが理想的です．

図4　技術を伴う教育の基本
①～⑥の過程を意識的に繰り返して行うことにより，より早く技術レベルを上げることができる．

① 全体説明

② 実行して見せる

③ まねてやってもらう

④ まねてわからないこと，できないことを明確にし，解説する

⑤ もう一度やってもらい，その後，解説する

⑥ 1人で実行してもらう

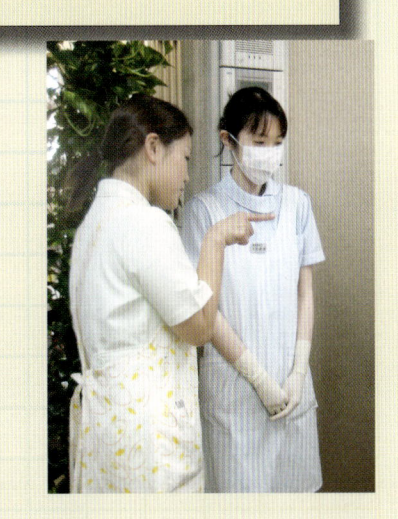

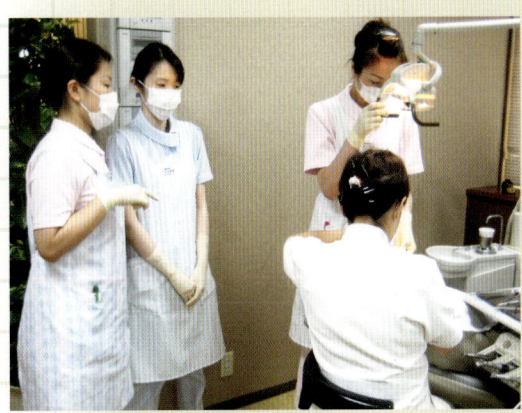

図5　新人教育の様子（同レベルのインストラクターが2人いる場合）
1人のインストラクターが診療補助をしているところを，もう1人が新人（ブルーの白衣）に解説している．

6 完成された歯科衛生士像とは？

　筆者が考えるプロフェッショナルな歯科衛生士像は，**図6**に示すように，単に歯科衛生士としての技量に優れているだけではなく，人として女性（男性）として，完成度が高く魅力的な人です．極端なことをいえば，歯科衛生士としての能力は高くても，職場である歯科医院のスタッフとしての協調性に欠けていたり，遅刻が多いなどの基本的な勤務態度に問題があったり，生活習慣などが乱れていれば，歯科医院の一員としては失格でしょう．

　図6の1は，職場や歯科衛生士学校での教育だけで身につけるのは困難ですし，2もかなり難しい領域でしょう．しかし，全体のなかでこの2つの占める割合はとても高く，そのイメージは75％程度だと考えています．そして，1から順番に上塗りされていくように能力を備えている方が"完成された歯科衛生士"といえるのではないでしょうか．

　したがって，"医療人としての基本が備わっていない歯科衛生士"も，"歯科診療補助ができないスケーリング，ルートプレーニングの達人（エキスパート）"もありえないということです．

図6　完成された歯科衛生士像として修得されるべき項目

6 (5％)	歯科衛生士としての技術，能力（会話技術，TBI，スケーリング，ルートプレーニングなどの技術力）
5 (5％)	診療補助としての技術，能力（術者や同僚にストレスを与えない行動と仕事の完成度，会話技術，歯科器材，材料名と歯科用語の把握，診療補助能力など）
4 (5％)	医療人としての基本（医療の目的である患者さんの幸せを一番に考えられる精神的，肉体的な健康を保っていること）
3 (10％)	歯科医院の一員としての基本（協調性，細かい取り決めや伝達事項などを受け入れ実行できる能力，その他）
2 (15％)	女性（男性）としての魅力（身だしなみ，笑顔，気配り）
1 (60％)	人としての完成度（常識，品格，誠実さ，性格，言葉遣いなど[4]）

7 歯科医院内におけるインストラクターとはどのような人のこと？

インストラクターの一般的な定義は，「工業技術やスポーツなどの分野において，さまざまな指導を行う立場の者．たいていは指導者としての教育を受けてインストラクター資格をもつこととなる」となっています．しかし，歯科医療におけるインストラクターとは，「技術的な解説を理論づけて明確に説明することができ，解説を受ける側の修正すべき問題点を明確に指摘し，修正を促す能力をもつ者で，特別な資格はない」と定義できると思います．

シャープニングの例では，「こうやると，早くてよく研磨できるんだよ．でも，どうしてそうなるのかはよくわからないけれど，先輩もそうやっていたから」と言うのでは"一先輩のアドバイス"とその受け売りでしかありません．インストラクターは相手の問題点を解析し，改善点を指摘・修正できなければならないのです[5]．

Column 13　スケーリング，ルートプレーニングの6ステップ

スケーリング，ルートプレーニングの最終目標は，歯肉縁上・縁下のすべての歯石が除去できることです（しかし，4mm以上の歯周ポケットがある場合は，たとえ麻酔下でも困難な場合があります）．

当院では，無理なく上達し，その段階に応じて患者さんをみてゆけるように，治療のステップを6段階に分けています．

1. プラークを染め出し，プロフィー用コントラによるポリッシングブラシとフロスで完全に除去する
   ▼
2. 染め出し後，超音波スケーラーかエアスケーラーで，歯石を含む歯肉縁上の付着物をすべて除去し，ポリッシングする
   ▼
3. 2に加えて，下顎前歯部の歯石を鎌型スケーラーで除去する
   ▼
4. 2，3に加えて，グレーシーキュレットで上下顎小臼歯までの歯石を除去する
   ▼
5. 無麻酔で行える範囲（歯肉縁下3mm以内）の全顎歯肉縁上・縁下の歯石を除去する
   ▼
6. 麻酔下で全顎の歯肉縁下（4mm以上の歯周ポケットを含む）の歯石が除去できる（「最終目標」）

POINT

❶ 新人教育の基本は，「よい見本を見ること，見せること！」
❷ 見学者のテリトリーを理解して，術者にストレスを与えないよう注意しよう
❸ 診療補助者（アシスタント）として一定のレベルになるには約3年はかかる！
❹ 歯科衛生士として一人前になるには約5年はかかる！
❺ 歯科衛生士としての技術は，人として，女性（男性）としての基本のうえに成り立っている！
❻ インストラクターは，相手の問題を改善し，修正できなければならない

参考文献
1) 江澤庸博：一からわかるクリニカルペリオドントロジー．医歯薬出版，2001．
2) 藤沢晃治：「分かりやすい教え方」の技術．講談社，東京，2008．
3) ジュリアス・ファスト（石川弘義訳）：ボディランゲージ．読売新聞社，東京，1987．
4) 坂東眞理子：女性の品格．PHP研究所，東京，2008．
5) 関根雅泰：教え上手は，学ばせ上手．クロスメディア・パブリッシング，東京，2009．

INDEX

Dr.EZAWAの ルートプレーニングのエキスパートになろう！

Expert in Rootplaning

あ・い・う

- アシスタント……………………………………82
- アタッチメントロス……………………………73
- インストラクター………………………………87
- ウォーキングプロービング……………………71
- 腕の運動…………………………………………58

え

- エアスケーラー…………………………………28
- 鋭匙型スケーラー………………………38, 47, 55
    - ──のシャープニング……………………48
- エナメル棘………………………………………16
- エナメル突起……………………………………16
- エナメルパール…………………………………9
- エナメルプロジェクション…………………12, 16
- 円盤型（エアスケーラー）……………………30

お

- オープンコンタクト……………………………74
- 教えられる側………………………………80, 82
- 教える側……………………………………80, 85
- オフセットブレード……………………………41

か

- 回外運動……………………………………58, 60
- 回内運動……………………………………58, 60
- 下顎………………………………………………10
- 下顎歯列の歯根形態……………………………10
- 下顎第一小臼歯…………………………………10
- 下顎第一大臼歯…………………………………13
    - ──の歯根形態……………………………14
- 下顎大臼歯………………………………………13
- 下顎第二大臼歯の歯根形態……………………14
- カッティングエッジ………………………41, 47, 53
- 鎌型スケーラー…………………………38, 42, 59
    - ──のシャープニング……………………51
- 陥凹……………………………………………2, 5
- 患者さんの利き手………………………………76

き

- 喫煙…………………………………………74, 77
- キュレットタイプスケーラー…………………38
- 教育システム……………………………………80
- 局所麻酔…………………………………………55
- 禁煙指導…………………………………………77

く・け

- グレーシーキュレット……………………39, 55, 62
    - ──のシャープニング……………………48
    - ──の特徴…………………………………41
- 鍬型スケーラー…………………………………38
- 健康な歯周組織…………………………………74

こ

- 口蓋溝……………………………………………3
- 咬合性外傷………………………………………24
- 根間稜……………………………………………12
- コンタクトテスト………………………………74
- 根分岐部…………………………………………12
- 根分岐部病変……………………………………74
    - ──の診断基準……………………………69
- 根面溝…………………………………………2, 10

さ

- 残存歯数…………………………………………79

し

- 歯冠厚……………………………………………5
- 歯冠幅……………………………………………5
- 歯根形態………………………………………2, 5
    - ──（下顎歯列の）………………………10
    - ──（下顎第一大臼歯の）………………14
    - ──（下顎第二大臼歯の）………………14
    - ──（上顎歯列の）………………………6
    - ──（上顎第一大臼歯の）………………7
    - ──（上顎第二大臼歯の）………………7
- 歯根のでき方……………………………………11
- 歯根膜……………………………………………24
    - ──の厚さ…………………………………24
    - ──の機能…………………………………24
- 歯根膜腔…………………………………………24
- 歯周炎……………………………………………75
- 歯周組織…………………………………………18
- 歯周組織検査……………………………………74
- 歯周ポケット……………………………75, 77, 79
    - ──の深さ…………………………………21
    - ──の割合…………………………………74
- 歯石除去効果……………………………………37
- 歯槽骨の厚さ……………………………………25
- 歯槽骨の形態……………………………………26
- シックルタイプスケーラー………………38, 59
    - ──のシャープニング……………………51
- 執筆状変法………………………………………55
- 指導者……………………………………………80
- 歯肉………………………………………………18
    - ──の厚さ……………………………19, 20
    - ──の形態…………………………………26
    - ──の退縮……………………………63, 74
- 歯肉縁……………………………………………21
- 歯肉溝……………………………………………21
- 歯肉-歯槽粘膜境（MGJ）…………………21, 23

歯胚……………………………………………………11
シャープニング……………………………38, 43
　　——の原則…………………………………45
　　——の必要時期……………………………52
シャープニング用オイル……………………44
若年性歯周炎……………………………………78
斜切痕………………………………………………3
出血点……………………………………………77
術者，介護者，見学者のテリトリー………82
手用スケーラー…………………………38, 54, 64
上顎歯列の歯根形態……………………………6
上顎第一小臼歯…………………………………5
上顎第一大臼歯の歯根形態……………………7
上顎第二大臼歯の歯根形態……………………7
侵襲性歯周炎……………………………………78
新人教育…………………………………………80
振動子……………………………………………31
振動数……………………………………………31
振動の"ふし"と"はら"………………………34
刃部………………………………………………47
診療補助…………………………………………82

す
スケーラー………………………………………40
スケーリング……………………………………54
スケーリング，ルートプレーニング…34, 54, 80
スティップリング………………………………18
スラッジ…………………………………………44

せ
生物学的幅径……………………………………21
接合上皮……………………………………21, 72
セメント-エナメル境（CEJ）……………21, 27
セメント質の厚さ………………………………26

そ
粗糙面……………………………………………74
測定部位…………………………………………70
組織再生誘導法……………………………………4

た・ち・て・と
大臼歯………………………………………………6
チゼルタイプスケーラー………………………38
チップ検査用カード……………………………35
チップの当て方…………………………………35
超音波スケーラー………………………………28
直視直達…………………………………………64
テストスティック………………………………52
砥石…………………………………………43, 48
樋状根……………………………………………15

の
ノミ型スケーラー………………………………38

は・ひ
バイファーケーショナルリッジ………………12
歯の動揺度………………………………………74
ピエゾ型（超音波スケーラー）…………29, 32
光の反射…………………………………………53

ふ
ファーケーションプローブ……………………68
ファイルタイプスケーラー……………………38
部位特異性………………………………………70
フィンガーネイルテスト………………………52
フェイス…………………………………………47
付着歯肉……………………………………21, 23
付着喪失…………………………………………73
プラークコントロール…………………………38
プラークスコア……………………………74, 79
プラークの付着状態……………………………74
プロービング………………………………66, 71
プロービング圧…………………………………73
プロービング時の出血（BOP）…………74, 79
プロービング値…………………………………71
プロービングデプス……………………………55
プローブ……………………………………66, 68

へ・ほ
ヘッドレスト……………………………………65
ペリオドンタルチャート………………………74
ホータイプスケーラー…………………………38
ポジショニング（スケーリング，ルートプレーニング）…60
ボディーランゲージ……………………………83

ま・め
マグネット型（超音波スケーラー）……29, 32
メインテナンス…………………………………79
滅菌………………………………………………44

や
ヤスリ型スケーラー……………………………38

ら・り・る・れ・わ
ライトリフレクションテスト…………………53
リング型（エアスケーラー）…………………30
ルートプレーニング………………………2, 5, 54, 64
ルートプレーニング完了の目安………………63
レスト……………………………………………55
ワイヤーエッジ…………………………………46

数字・欧文
6点法……………………………………………74
BOP………………………………………………74
CEJ……………………………………………21, 27
GTR…………………………………………………4
MGJ……………………………………………21, 23

【著者略歴】
江澤　庸博（えざわ　つねひろ）

1980 年	日本大学歯学部卒業
1984 年	日本大学大学院歯学研究科修了（歯周科）歯学博士
	日本大学助手歯学部勤務
1985 年	日本大学講師歯学部勤務（1988 年まで）
	東京都立心身障害者口腔保健センター勤務（1993 年まで）
1988 年	千葉市花見川区幕張町にて開業（1997 年まで）
	日本大学歯学部兼任講師（2000 年まで）
1990 年	東京都リハビリテーション病院勤務（1992 年まで）
	荒巻及川歯科医院勤務（宮城県仙台市）
	日本歯周病学会認定医
1997 年	荒巻及川歯科医院副院長
	日本歯周病学会指導医
1999 年～	医療法人社団慈成会荒巻及川歯科医院院長
2004 年	日本臨床歯周病学会指導医
2007 年	日本臨床歯周病学会東北支部長
	日本歯周病学会専門医
2008 年	宮城県歯科医師会大規模災害対策本部身元確認班班長

Dr. EZAWA の
ルートプレーニングのエキスパートに
なろう

ISBN978-4-263-46310-9

2011 年 9 月 25 日　第 1 版第 1 刷発行

著　者　江　澤　庸　博
発行者　大　畑　秀　穂
発行所　医歯薬出版株式会社

〒113-8612　東京都文京区本駒込 1-7-10
TEL．(03)5395-7636（編集）・7630（販売）
FAX．(03)5395-7639（編集）・7633（販売）
http://www.ishiyaku.co.jp/
郵便振替番号　00190-5-13816

乱丁，落丁の際はお取り替えいたします　　印刷・三報社印刷／製本・榎本製本
© Ishiyaku Publishers, Inc., 2011. Printed in Japan

本書の複製権・翻訳権・翻案権・上映権・譲渡権・貸与権・公衆送信権（送信可能化権を含む）は，医歯薬出版(株)が保有します．
本書を無断で複製する行為（コピー，スキャン，デジタルデータ化など）は，「私的使用のための複製」などの著作権法上の限られた例外を除き禁じられています．また私的使用に該当する場合であっても，請負業者等の第三者に依頼し上記の行為を行うことは違法となります．

JCOPY <(社)出版者著作権管理機構　委託出版物>

本書を複写される場合は，そのつど事前に，(社)出版者著作権管理機構（電話 03-3513-6969，FAX　03-3513-6979，e-mail：info@jcopy.or.jp）の許諾を得てください．